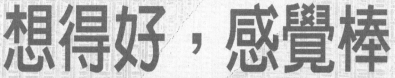

想得好，感覺棒

兒童青少年認知行為治療學習手冊

Think Good - Feel Good:
A Cognitive Behaviour Therapy Workbook for Children and Young People

Paul Stallard◎著　陳坤虎‧徐儷瑜◎譯

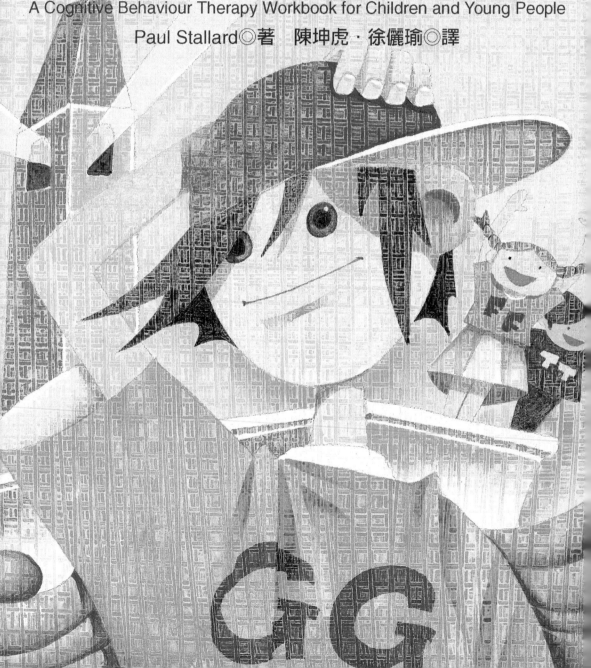

線上資源

　　這本書中所有的內容與表格，在網路上均提供消費者免費、彩色的英文版本，請參觀下列網站：**http://www.wileyeurope.com/go/ thinkgoodfeelgood**，您可以讀取並下載這些輔助工具來協助您處理個案。這種線上的設備可以提供下載並列印您所需要的章節，以應用在臨床的案童；線上的教材都是彩色的，對年幼的兒童將會更有趣及具吸引力，這些教材可以彈性運用，且需要時都能隨時、經常取用。

　　除了列印功能，「想得好—感覺棒」也能用來當做互動式電腦軟體，線上版的「想得好—感覺棒」可以下載，並直接在電腦上完成作業且貯存，如此也許更能吸引青少年及喜好電腦的兒童，使他們更有動機且喜歡運用這種形式。這些教材能夠結構化地使用或當作臨床治療之輔助，也可以讓兒童／青少年在家完成，相關的作業表格能將磁片讓案童帶回家，等到下次治療時再帶來和治療師討論。

　　最後，治療師能夠自行修訂表格以符合特殊兒童的需求，例如，治療師可以修訂「如果／然後」測驗，或是「一般信念」練習，加上適合該兒童的題目，再重新列印整張表格，儲存以備後續使用。

宋　序

　　人的行為是如何形成的，有許多不同的解釋。有的強調動機和
情緒的重要性，因此要改變適應不良的行為就要從改變動機和情緒
著手，尤其是從潛意識所隱含的情緒衝突和動機著手，來改變人的
行為。有的學派強調環境是塑造個人行為的最重要因素，要改變適
應不良的行為，就要操弄環境透過增強來建立新的適應性的行為。
有的理論則強調個人的想法和情緒及行為的密切關係，認為適應不
良的情緒和行為，應該透過想法的改變來著手，這就是所謂的認知
行為治療。造成適應不良的情緒和行為的扭曲的想法，常常是日積
月累所造成的自動思考，因此要改變扭曲想法，要和治療師合作，
經過「困而知之」的階段找出扭曲的思考方式，並鍥而不捨的去改
變它，以重新建立一個適應良好的新的思考行為模式，達到「知行
合一」的地步，這就是認知行為治療的重點過程。

　　成人認知行為治療已經被證明為對焦慮症、畏懼症、憂鬱症等
都有效的心理治療的方法，可是兒童少年是成長中的個體，兒童少
年的思考能力並不像大人，他們的認知思考模式並未成熟，因此認
知行為治療可以適用在兒童少年嗎？根據歷年來這方面的研究和實
驗，已經知道只要具有推理具體事物的能力的人就可以進行認知行
為治療。只要在治療中使用淺顯易懂的語言，輔以繪圖等方式以幫
助理解，這樣在小學生就可以順利地執行認知行為治療，也有文獻

證明它的療效。因此兒童和青少年是可以接受認知行為治療，只是在執行的方法上要注意適合兒童少年的認知、思考能力，以及要多用圖表來協助兒童少年進行治療。在實際進行時，有些年紀比較小的兒童還不能用閱讀和書寫的方法來進行家庭作業，這時若能配合錄音的方式來進行，也常能得到良好的效果。

徐儷瑜小姐和陳坤虎先生都是很好的臨床心理師，有一次他們和我討論個案時，覺得有必要為台灣的兒童少年找一本合適的認知行為治療的書，他們覺得在這個階段若能先翻譯一本合適的書，會比寫一本新書要容易達到目的，他們二人找到這本書，我也認為很合適，他們通力合作用很短的時間將它翻譯成中文。總共十三章的譯文，文字相當的清楚易懂，可讀性非常高。若以此書的內容而言，對於具有基本心理學知識的治療師來說，使用起來會是十分順手毫無困難的。如果有部分心理學基礎的家長，要使用這本書來幫助自己的孩子，也只需要在有經驗的治療師的指導之下，就能順利進行。不過對沒有這方面基礎的家長來說，就要靠治療師的逐步指導進行，這時家長也可以用這本書做為治療的輔助工具，因為這本書裡面有這麼多的圖、表，可供治療時使用。

這本書的編排十分清楚，前四章對認知行為治療有一個概要性的描述。接著第五章到第九章逐章就不正確的或扭曲的想法要如何發現、如何改變的歷程有詳細的敘述，這就是我所謂的「困而知之」這個階段的主要的功課。接著在十到十一章，作者對情緒和情緒管理有簡明的分析，而最後兩章則是落實到行為面，將思考、情緒、行為的管理統合起來，達到「知行合一」的地步。

我對徐小姐和陳先生翻譯這本書，感到非常的敬佩。尤其他們

在博士班非常忙碌的課程中，能夠將這本書翻譯出來，我相信有興趣的治療師和家長能夠善加利用，一定會對許多的兒童少年有所助益。

宋維村
於台大醫院兒童心理衛生中心

許　序

　　一般人認為孩子的抽象思考能力是不夠的，因此處理孩子的問題傾向越具體、且能用肢體或其他的表達方式將孩子的內在情緒外顯而後處理。但是這本書的主張並非如此，之中一個重要的概念乃認知行為治療所需訓練的是「推理具體事物的能力」，而不是「抽象推理能力」。

　　由於這樣的概念，以認知行為治療處理孩子的問題，是基於將認知行為治療的元素，如自動化想法、思考偏誤、核心信念等具體化。此書以「想得好，感覺棒」當為主軸，將想法、情緒及行為擬人化，化為「想法追蹤者」、「情緒發現者」及「行為捕捉者」，並用教育的方式、生活化的具體例子，教孩子辨識這些元素，一旦孩子有了這種概念架構，他就可用來認定自己的狀態。

　　過去我認為認知行為治療之所以為主動（active）、直接（directive）的療法，乃是其強調必須先「教會」個案接受他的情緒（或行為）是因其面對外在事件時的想法或解釋（歸因）所致，並非外在事件直接造成；另外，個案也必須「學會」辨識及區分感受與想法、自動化想法及思考偏誤為何及其影響等等，這些學習是認知行為治療的必修，因此治療者必須主動、直接教授。如果個案未能學會，認知行為治療就不太會有效果。

　　有了這樣的看法，看完此書，有個奇想，如果不太懂得如何教

個案學會認知行爲治療觀點的治療者，可以看看此書，利用此書的素材、編製好的教材教會個案。因爲此書確實提供了好教材來教會孩子如何進行認知行爲治療。

政治大學心理學系教授

許文耀

想得好，感覺棒——兒童青少年認知行為治療學習手冊

譯者序

　　「認知行為治療」在國內已經行之有年，此類的書籍也相當多，不過大都以成人為主。關於兒童、青少年的「認知行為治療」書籍則相對顯得稀少。或許有人可能有這樣的疑慮，兒童、青少年適合用「認知行為治療」？幾歲以上的孩童才適合「認知行為治療」？其實「行為治療」技術早已被廣泛用來形塑孩童的行為，例如增強、酬賞、代幣制度。然而加上「認知」二字時，不免讓人質疑兒童真的適合做「認知行為治療」嗎？有這樣的質疑，心中同時的疑問可能是，「認知行為治療」在兒童、青少年的應用上，是否有別於成人的？從事兒童、青少年的「認知行為治療」，其技巧是否有別於成人呢？上述的諸多疑慮，讀者皆可在閱讀本書的字裡行間漸漸得到釐清，最後您可能還會讚嘆這真是一本好書。

　　一本好書的基本條件莫過於讓讀者愛不釋手、一讀再讀。本書除了擁有這項基本條件之外，同時還兼具了美觀及實用的雙重功能。

　　本書的內容有別於以往「硬綁綁」、「艱澀難懂」、「點到為止」的認知行為治療書籍，而是以簡單易懂、生活化的內容構成本書的面貌，本書在翻譯時，譯者也特別留意以淺顯的語言反覆推敲字詞的使用。此外，眾多認知行為治療書籍，也都缺乏實際可執行的方法介紹及可應用的工具，然而本書克服了這些缺陷。為此，本

書不啻為一本難能可貴的工具書，不僅讓臨床工作者，甚至是學校師長，或是孩童家長都可以輕易上手。

本書讓讀者有賞心悅目之感覺。一般的書籍往往都是密密麻麻的文字，讓讀者閱讀起來倍感艱辛。反觀本書穿插了許多有趣的插圖，這些插圖的功能除了美觀外，還有助於瞭解本書的內容。譯者初接觸原著時，也是被書本內的插圖及編排所吸引，原本譯者擔心本書未能呈現如原著一樣的視覺效果，但在校閱本書時，讓譯者先前的疑慮頓時煙消雲散，因為本書在美編及排版上所呈現的效果，譯者主觀認為更勝於原著，為此內心不禁讚揚揚智文化公司對本書的重視與用心。

本書還有一項卓越的功能就是提供許多簡單、實用的練習供讀者使用，更特別的是這是第一本能夠經由網路連線，直接下載或修訂相關練習表格的工具書，提供治療師便捷的服務與豐富的資訊。認知行為治療相當重視「練習」，藉由重複的練習才能熟能生巧，讓行為逐漸內化。本書所提供的練習除了簡單實用外，最重要還兼具娛樂的功能，尤其對於喜歡操作電腦的青少年或兒童，能讓他們直接在電腦上完成作業，使治療師與孩童互動時，都能在輕鬆愉快的氣氛下學習。

這本書能呈現在大家面前，除了要感謝揚智文化公司的鼎力支持外，還要感謝台大醫院宋維村教授於兩位譯者博士班生涯三年來，在兒童青少年的發展病理學、臨床診斷學、心理治療及研究方法等各方面鉅細靡遺、如沐春風地督導與引領，使我們在兒童青少年臨床心理學領域更上層樓。台灣臨床心理學會秘書長許文耀教授對兩位譯者在心理病理學、認知行為治療等課程也有諸多指導與啟

發。希望透過翻譯這本書能對台灣兒童青少年精神醫學、臨床心理學貢獻一份心力！

陳坤虎‧徐儷瑜

目　錄

想得好，感覺棒——兒童青少年認知行為治療學習手冊

想得好，感覺棒——兒童青少年認知行為治療學習手冊

目
錄

想得好，感覺棒——兒童青少年認知行為治療學習手冊

目錄

想得好，感覺棒──兒童青少年認知行為治療學習手冊

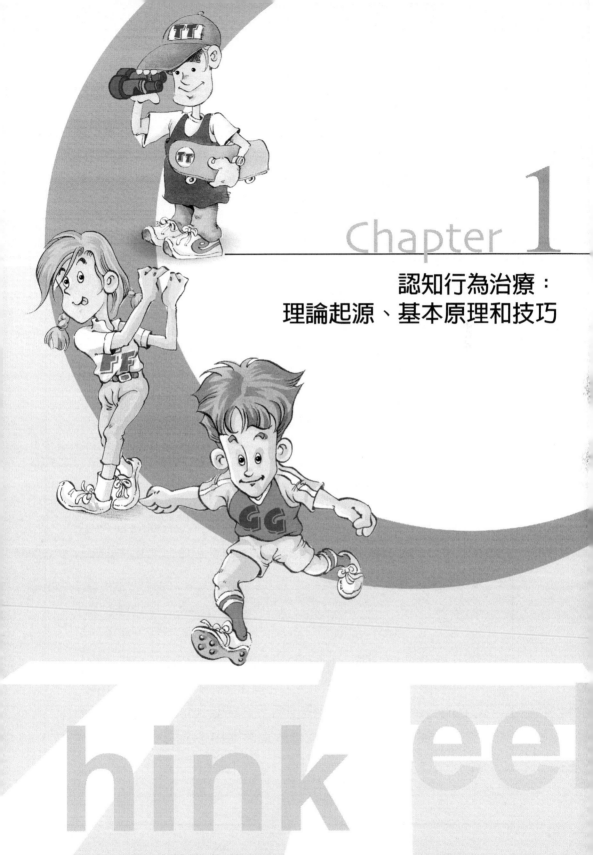

Chapter 1

認知行為治療：
理論起源、基本原理和技巧

認知行為治療（cognitive behavior therapy, CBT）一詞乃是一種心理治療介入方式，其目的是藉由改變認知歷程以降低心理困擾和不適應行為（Kaplan et al., 1995）。認知行為治療的基本假設在於情緒和行為是認知的產物，因此藉由認知和行為的介入可以帶來想法、情感和行為上的改變（Kendall, 1991）。據此，認知行為治療涵蓋認知及行為兩理論的基本核心元素，Kendall與Hollon（1979）將認知行為治療界定為尋求：

> 保留有效的行為技巧，然而並非一成不變使用行為治療的
> 教條，而是將兒童在不同情境中對事情的認知解釋和歸因
> 亦一併納入考慮。

認知行為治療已廣泛應用於兒童及青少年。之所以如此受歡迎主要來自大量文獻的證實，顯示認知行為治療在處理兒童心理問題上有顯著卓越之功效（Kazdin & Weisz, 1998; Roth & Fonagy, 1996; Wallace et al., 1995）。認知行為治療在處理以下問題發現成效卓越：泛焦慮症（generalized anxiety disorders）（Kendall, 1994; Kendall et al., 1997; Silverman et al., 1999a）、憂鬱症（depressive disorders）（Harrington et al., 1998; Lewinsohn & Clarke, 1999）、人際關係問題（interpersonal problems）和社交恐懼症（social phobia）（Spence & Donovan, 1998; Spence et al., 2000）、恐懼症（phobias）（Silverman et al., 1999b）、拒學症（school refusal）（King et al., 1998）、性虐待（sexual abuse）（Cohen & Mannarino, 1996, 1998）、疼痛控制（management of pain）（Sanders et al., 1994）。此外，研究也發現認知行為治療可以有效的處理其他的問題，包含青少年行為違常（adolescent conduct disorder）

（Herbert, 1998）、飲食違常（eating disorder）（Schmidt, 1998）、創傷後壓力症候群（post-traumatic stress disorder）（March et al., 1998; Smith et al., 1999）和強迫症（obsessive-compulsive disorder）（March, 1995; March et al., 1994）等問題。

> 認知行為治療主要的焦點在探討以下幾個因素之間的關係：
> ■認知（我們是怎麼想的）；
> ■情緒（我們的感覺如何）；
> ■行為（我們做了什麼）。
> 認知行為治療已經很廣泛運用於處理兒童各類的心理問題，且證實相當有效。

一、認知行為治療的實徵基礎（empirical foundations）

認知行為治療的理論基礎經過一連串研究證實後，目前已日新月異。雖然完整說明認知行為治療之基礎，及受哪些核心概念與取向所形塑固然重要，不過若要完整說明相關文獻實已超出本書之範圍。

早期的影響之一來自Pavlov的「古典制約」（classical conditioning）（譯註：亦可譯為古典條件化）。Pavlov認為人們的自然反應（例如：流口水）可不斷經由與特定的刺激（例如：鈴聲）配對（pairings）而產生關聯，亦就是所謂的制約學習（conditioned learning）。研究指出一些情緒反應（例如：害怕）可藉由某些特殊的事件和情境而變成制約反應。

■情緒反應可對某些特殊的事件產生制約反應。

Wolpe（1958）將古典制約的原理擴展至對人類行為與臨床問題之應用。他發展了一套系統減敏感法（systematic desensitization）的程序。藉由將「引起害怕的刺激」與「引起對立反應（例如：放鬆）的刺激」加以配對後，害怕的反應便會被交互抑制住。此程序已廣泛的應用於臨床實務上，患者可經由真實暴露和想像的方式，漸進暴露（graduated exposure）於不同層級的害怕階層（hierarchies），但同時仍能維持放鬆狀態。

■情緒反應可以被交互抑制住。

第二個主要的行為影響來自於Skinner（1974）。他強調環境對行為具有顯著影響力。他的想法最有名的莫過於操作制約（operant conditioning），以及重視前因（情境條件）、結果（增強，reinforcement）、行為之間的關係。基本上，Skinner認為某行為增加的次數是緊跟著正向結果的發生，或是緊跟著負向結果的發生，那麼該行為就會被增強。

■行為是受前因及結果所影響。

■結果是增加某行為發生率的增強物。
■改變前因及結果可導致行為產生改變。

　　一項重要行為治療的擴展則來自Albert Bandura（1977），他發展「社會學習理論」（social learning theory），將認知歷程視為中介角色。Bandura認為除了環境的重要性之外，同時認知對刺激與反應之間的中介效果也相當重要。「社會學習理論」強調，學習可藉由觀察別人而產生，此理論基於自我觀察、自我評估及自我強化等原則提供個體能自我控制的模式。

　　另一個十分強調認知的人是Meichenbaum（1975），他發展「自我指示訓練」（self-instructional training）。這個取向強調許多行為可透過想法和內在語言加以控制。改變自我指示可以產生更多合宜的自我控制技巧。這個模式採發展的觀點，認為兒童可藉由學習逐漸養成自我控制之歷程。這歷程包含有四階段：首先，觀察他人在作業上的表現；其次，告知如何執行此作業；再來，大聲告訴自己如何執行作業；最後，輕聲自我引導或默唸如何執行此作業。

■行為會受到對事情的認知及其歷程所影響。
■改變認知歷程就可以改變行為。

　　此外，Albert Ellis（1962）的理情治療（rational emotive therapy）亦強調情緒和行為之關係。此模式認為人們的情緒和行為乃導因於人們對事件的解釋所致，而非事情本身。因此事件（activating events, A）透過所引發的信念（beliefs, B）會影響情緒結果（consequences, C）。信念有時是理性的，亦可能非理性，而負向的情緒狀態往往是因非理性的信念所引發，並持續維持此信念所致。

Aaron Beck認為憂鬱症的發生和維持主要來自不適應及扭曲的想法，《憂鬱症的認知治療》一書中有介紹此議題（Beck, 1976; Beck et al., 1979）。Beck的模式認為對自己、世界、未來（認知三角，cognitive triad）不適應的想法會導致認知扭曲（cognitive distortions），進而產生負向情緒。此模式特別注意核心預設（core assumptions）及基模（schemas）；換言之，那些從小到大對於某些事件一成不變的想法將會重新被加以評估。一旦這些信念被引發出來，這些固著的想法就會產生自動化的想法。這些自動化想法和信念容易受一些認知扭曲和錯誤的邏輯思考所支配，因此越多的負向認知越容易產生憂鬱的情緒。

■認知影響情緒。
■非理性信念／基模或負向想法與負向情緒有關聯。
■改變認知歷程可以改變情緒。

認知歷程、情緒狀態，與心理問題之關係於現今的文獻已被多方討論（Beck et al., 1985; Hawton et al., 1989）。今日的研究則進一步探討心理問題的發生、持續與信念／基模之關係。Young（1990）的研究就是在探討焦點基模的議題，他認為兒童時期所形成的不適應基模會導致兒童終其一生中不斷的出現自我詆毀（self-defeating）之行為。不適應的基模常與父母的管教方式有關，這些基模往往起因於在兒童時期之基本情緒需求未被滿足所致。

■不適應的認知基模常在兒童時期就逐漸形成，且常與父母
管教方式有關。

這樣的假設仍需實徵驗證。然而，倘若這項假說眞能成立，那麼對於兒童工作的挑戰，就在於能否促進兒童養成更多適應的認知歷程（基模），並減低未來可能的心理健康問題。

二、認知模式（cognitive model）

認知行為治療關注的焦點在於了解人們如何解釋他們的事件和經驗，並且標認和改變那些常出現於認知歷程中的扭曲與缺陷。

根據Aaron Beck研究的基礎，**圖1-1**呈現不良的認知歷程、情緒和行為之模式摘要圖。

早期經驗與父母管教方式被視為導致兒童具有固著、僵化思考型態之起源，亦即核心信念和基模。人們會以這些核心信念／基模（例如：我必須成功）來評估他們所接受到的新訊息和經驗，以及透過選擇性地篩選某些訊息來增強和維持這些想法。核心信念／基模常受某些重要事件（例如：參加考試）所觸發，且導致許多預設的想法產生（例如：只有整天唸書才能得到好成績）。這樣的情況，接下來就會出現一些關於自己（例如：我一定是笨蛋）、成績表現（例如：我一定不夠努力）、未來（這些考試我一定不會過，我一定上不了大學）等認知三角的自動化想法（automatic thoughts）。再來，這些自動化想法還可能造成心情轉變（例如：焦慮、傷心）、行為改變（不敢出門、不間斷地工作）和生理變化（失去食慾、睡眠障礙）。

想得好，感覺棒——兒童青少年認知行為治療學習手冊

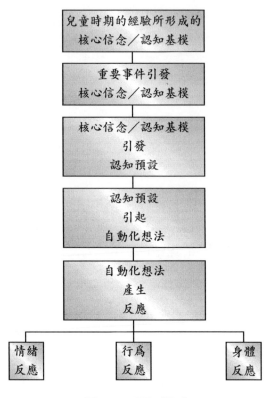

圖1.1　認知模式

三、認知缺陷（deficits）與扭曲（distortions）

　　認知行為治療假定人們的心理病理是因偏差的認知歷程所導致的結果。特別是，心理問題常常與認知扭曲和缺陷有關。

　　認知扭曲已被視為與兒童某些心理問題有關。研究指出，焦慮症的兒童常將模糊不清的事件錯誤知覺成是具有威脅性的刺激

（Kendall et al., 1992）。他們傾向過度自我關注及吹毛求疵；研究指出，他們自言自語的程度較高，且常有負向預期（Kendall & Panichelli-Mindel, 1995）。同樣地，具有攻擊性的兒童，他們傾向將模糊不清的情境解釋為具有敵意，而且對於他人行為的意圖，他們亦往往只選擇性地注意到極少的線索就妄下決定（Dodge, 1985）。研究發現，憂鬱的兒童比非憂鬱的兒童會做出更多的負向歸因，並且容易將發生在他們身上的負向事件做內在、穩定的歸因，而將正向事件做外在、不穩定的歸因（Bodiford et al., 1988; Curry & Craighead, 1990）。他們還會扭曲自己的表現，而且只會選擇性地注意到事件的負向特性（Kendall et al., 1990; Leitenberg et al., 1986; Rehm & Carter, 1990）。

對於認知扭曲的介入，在於增進兒童對於不良及不理性的認知、信念、基模之察覺，並且幫助他們了解所造成的行為及情緒後果。一般而言，介入的方案包括自我監控、標認不適應行為、想法驗證（testing）及認知重構（cognitive restructuring）等方式。

無法訂定計畫或問題解決等認知歷程缺陷，此情形常見於自我控制有問題的兒童和青少年，如注意力缺陷過動症（attention deficit hyperactivity disorder，簡稱為過動症，或ADHD），及人際困難（Kendall, 1993; Spence & Donovan, 1998）的兒童。舉例而言，研究發現具有攻擊性的兒童，他們擁有較少的問題解決技巧，並且極少使用言語來解決問題（Lochman et al., 1991; Perry et al., 1986）。研究亦發現，社會恐懼症的兒童表現出社交技巧上的缺陷，而反社會行為的兒童則呈現較差的社會知覺技巧（Chandler, 1973; Spence et al., 1999）。

想得好，感覺棒——兒童青少年認知行為治療學習手冊

　　認知行為治療的介入就是針對認知缺陷，教導兒童新的認知及行為技巧。介入方案常包含社交問題解決、學習新的認知策略，例如「自我指示訓練」（self-instructional training）、「正向／因應式自我對話」（positive／coping self-talk），以及演練與自我增強。

　　了解兒童、青少年認知上如何解釋事件和經驗是認知行為治療的基本要求，其目的是能提供日後進行認知介入的素材。然而，相對而言，我們對於兒童關於認知缺陷和扭曲所造成的諸多心理問題卻知道得很少。目前對於成人罹患創傷後壓力症候群（post-traumatic stress disorder, PTSD）和強迫症（obsessive-compulsive disorder, OCD）的研究，十分重視他們對創傷與強迫有什麼樣的看法（Ehlers & Clark, 2000; Salkovskis, 1999）。研究指出，持續性的創傷後壓力症候群與認知歷程扭曲有關，此情形源自於將創傷視為嚴重威脅現在的刺激（Ehlers & Clark, 2000）。同樣地，強迫症的認知型態亦與認知扭曲有關，可能的原因在於個體需一再評估、檢查以便避免造成無法彌補的傷害（Salkovskis, 1999）。至於，這些認知扭曲的看法是否亦可應用於兒童，目前仍無定論，不過顯而易見的，未來研究的重點亟需進一步探討兒童之認知歷程如何導致其心理問題及症狀。

■有心理問題的兒童常出現認知的缺陷和扭曲。
■有必要更進一步了解認知歷程與兒童心理問題之關係。

四、認知行爲治療的核心特徵（core characteristics）

「認知行爲治療」這個名詞常被廣泛地用於描述不同形式的介入方案，不過，這些治療方案經常有許多共通的核心特性（Fennel, 1989）。

（一）認知行爲治療具有理論根基

認知行爲治療是一個可經實徵驗證的模式，它同時提供了介入的理論背景（亦即，情緒和行爲大體而言受認知的影響），以及介入時需關注的焦點及特性（亦即，挑戰認知扭曲和矯正認知缺陷）。認知行爲治療爲一個整合性、理論性的介入模式，而非只是單純零星的技巧結合而已。

（二）認知行爲治療是一種協同模式（collaborative model）

認知行爲治療一項主要的特徵是，以協同合作的歷程進行。兒童和青少年在治療歷程中扮演一個積極的角色，參與標認他們的治療目標、設定標的行爲（setting targets）、進行實驗、實際演練，以及監控他們的表現。在過程中，治療師則提供一個支援性的架構來幫忙兒童和青少年培養更多、更有效的自我控制。治療師的角色是與兒童或青少年培養出夥伴關係，並幫忙他們能夠對自己的問題有更多的了解，以及發覺其他可能替代的想法和行爲。

（三）認知行為治療是有時限的

認知行為治療是短期、有時間限制的（time limited），它經常不會超過十六次的晤談，大部分的個案會遠少於十六次晤談。認知行為治療短期介入的特性在於提升個體的自主性及鼓勵自我協助。認知行為治療模式已被常使用於兒童和青少年的治療工作，而療程通常也比成人短一些。

（四）認知行為治療是客觀化、結構化的

認知行為治療是一個結構化、客觀化的取向，它經由衡鑑的歷程、問題概念化（problem formulation）、介入處置、監控和評估療效逐步指導兒童和青少年。介入的目標和標的行為需清楚的界定且定期檢視。認知行為治療相當強調可量化的方式及使用評量工具（例如：不合宜行為的次數、不良信念的強度、心理困擾的程度）。定期的監控和檢視可做為評估治療進步的方法，藉此可比較現在的表現與過去基準線的表現之差異。

（五）認知行為治療重視此時此刻

認知行為治療的介入著重於處理現今所面臨的問題及困擾。它並不尋求去「發覺那些早期創傷的潛意識、生理、神經、基因對於心理失能的影響，而是致力於建立一套新的、更適應世界的認知歷程」（Kendall & Panichelli-Mindel, 1995）。認知行為治療取向對兒童與青少年有高度的表面效度，兒童與青少年會對此取向很感興趣，且有動機將它應用於真實情境中，並且解決此時此刻的問題，

而非僅是了解認知行爲治療的原理而已。

（六）認知行爲治療是一種引導自我發現和實驗的歷程

認知行爲治療是一種積極主動的歷程，它鼓勵個案去自我提問、去挑戰自己的預設和信念。所以，個案並非只是單純被動地接受治療師的建議和觀察，而是鼓勵個案經由實驗的歷程去挑戰及學習想法、預設、信念的有效性，而這有效性是可以被檢驗的，替代性的想法是可以被發掘的，而評估事件的新方法及行爲表現是可以去嘗試及評估的。

（七）認知行爲治療是一個以技巧爲根基的取向

認知行爲治療提供一個可練習、以技巧爲根基（skills-based）的取向，以便讓兒童和青少年去學習不同形式的替代性想法和行爲。兒童和青少年被鼓勵，將治療情境中之所學拿到其日常生活中加以演練，其中「家庭中的演練」是諸多介入治療方案的核心重點之一。

■認知行爲治療具有理論根基。
■認知行爲治療是一種主動參與的協同模式。
■認知行爲治療是短期、有時間限制的。
■認知行爲治療是客觀化及結構化的。
■認知行爲治療聚焦於目前的問題。
■認知行爲治療鼓勵自我發現和去實驗。
■認知行爲治療是一個以技巧爲根基的學習取向

五、認知行為治療的目的

概括而言，認知行為治療的目的是藉由培養更合宜的認知及行為技巧，以增進自我覺察、促進自我了解，及提升自我控制。認知行為治療幫助辨識不良的想法和信念，例如那些明顯負向的、偏見的、自我批評的想法。自我監控、教導、實驗、驗證等歷程可讓這些想法和信念轉變為更具正向、均衡、可運作的想法，並增進其自身的長處和成功。一旦認知和行為的缺陷被標認出來，那麼新的認知問題解決技巧及不同的行為方式就可以被學習、被驗證、被評估、被強化。當他們的心情轉變為愉快時，就會對不愉快心情的特性與緣由有深一層的體悟。最後，當日後面對新的情境時，新的認知和行為技巧就可以派得上用場，而以一個恰當的方式去面對這些困境及挑戰。

圖**1.2**介紹的乃是協助兒童和青少年從一個惡性循環的歷程轉變成一個良性循環的歷程。

六、認知行為介入的核心元素（core components）

認知行為治療的影響範圍相當廣泛，所以不感到意外的是，認知行為治療這個詞像是保護傘一樣，常被描述成不同的治療技巧和策略，而這些技巧與策略則被運用於不同治療的組合和次序上。若治療介入時所採用的特定元素可藉由「問題概念化」被標定出來，那麼「問題概念化」就有助於建立介入方案的焦點和特性。此外，

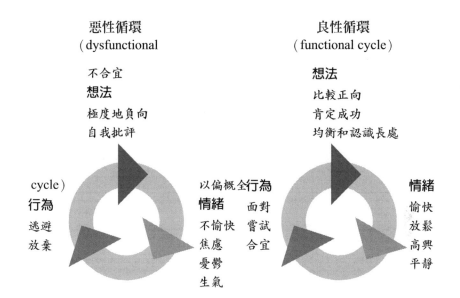

惡性循環
（dysfunctional cycle）

不合宜
想法
極度地負向
自我批評

行為
逃避
放棄

以偏概全
情緒
不愉快
焦慮
憂鬱
生氣

行為
面對
嘗試
合宜

良性循環
（functional cycle）

想法
比較正向
肯定成功
均衡和認識長處

情緒
愉快
放鬆
高興
平靜

圖1.2　良性與惡性循環

治療介入時應該針對兒童特殊的問題及需求而設計，而非一成不變的套入治療公式而已。雖然彈性是許可的，但在介入時仍需區分哪些方式為認知行為治療，何者則非，以免造成混淆。

這些取向雖是在這個保護傘底下，但他們對於認知和行為的介入所強調的重點卻大相逕庭，有時甚至難以區辨其認知元素為何。例如，對於強迫症的兒童和青少年之介入，傾向處理兒童的主要行為傾向、強調心理衛教、焦慮管理、逐漸暴露與暴露，及不反應法（March, 1995）。因此在處理上述的問題，認知元素的應用顯得受到侷限，而需仰賴一套認知策略（例如：正向自我對話或自我指示訓練）來加以拓展其應用性。

想得好，感覺棒——兒童青少年認知行為治療學習手冊

概念化與心理衛教
了解想法、情緒、行爲之關係

想法

監控想法
標認：
負向自動化想法
核心信念／基模、不良的預設

標認認知扭曲和缺陷
常見不良的認知、預設、信念
認知扭曲型態、認知缺陷

想法評估
驗證和評量認知、認知重構、培養均衡的想法

培養新的認知技巧
轉移注意力、正向日記、正向和因應式自我對話
自我指示訓練、列舉性思考、問題解決技巧

行爲

活動監控
連結活動、事件、情緒
找出持續的增強物

計畫治療目標
找出共同的目標

設定標的行爲
作業練習、增加愉快的活動
重新安排活動

行爲實驗
驗證預測／預設

漸進暴露／不反應

學習新的技巧與行爲
角色扮演、模仿、排演

情緒

情緒教育
不同核心情緒的區辨
標認生理症狀

情緒監控
情緒與想法和行爲之關係
評量情緒強度

情緒管理
新的技巧（例如：放鬆、
生氣管理）

增強和增強物
自我增強、行爲增強表、後效契約

圖1.3 臨床工作者的工具箱

雖然對於認知和行為所強調的重點及特定的處理元素有殊異，但是認知行為治療的計畫方案常包含以下幾點特性：

（一）概念化（formulation）和心理衛教（psychoeducation）

認知行為治療方案之基本元素會包含教導想法、情緒、行為三者之關係。治療歷程中，提供兒童和青少年清楚的了解到人們是怎麼想的（想法）、人們的感覺為何（情緒）、人們做了哪些事情（行為）。

（二）想法監控（thought monitoring）

有個關鍵點在於需標認出常見的想法及思考型態。想法監控將聚焦放在核心信念（core beliefs）、負向自動化想法（negative automatic thoughts）、不良的預設（dysfunctional assumptions），還有需注意一些常見的情境，也就是在哪些情境中會引起個體強烈的情緒改變、極度負向、自我批評的想法。認知三角提供一個相當實用的方法，來幫忙人們結構、組織訊息，並且用它們來衡鑑關於自己、世界和人們會怎麼做的想法。

（三）標認認知扭曲和缺陷

在想法監控的歷程中，提供機會去標認一般常見的負向或不良的認知，及不理性的信念（irrational beliefs）或預設（assumptions）。之後，在歷程中亦可增進對於認知扭曲（例如：誇大化、專注於負向）、認知缺陷（例如：將他人的訊息錯誤解釋為負向、有限的問題解決技巧）特性、類型，以及它對於情緒和行為影響的覺察度。

想得好，感覺棒──兒童青少年認知行為治療學習手冊

（四）想法的評估和培養替代性認知歷程

不良認知歷程的標認可引導個體系統性驗證和評估想法上的預設及信念，以及學習替代性的認知技巧。為此，很鼓勵個人自行培養均衡的想法（balanced thinking）和認知重構。此歷程包含有尋找新的訊息、從別人的觀點來想事情、尋找對立的證據，以便讓不良的認知有機會加以修正。

至於想法的評估則提供個人機會去培養替代性、更均衡和有用的想法，而這樣的想法除了可以辨認困難情境外，也可認識自己的長處和成功。

（五）學習新的認知技巧

治療方案經常包括教導新的認知技巧。技巧涵蓋的範圍相當廣泛，如包含轉移注意力（distraction）、正向自我對話（positive self-talk）、自我指示訓練（self-instructional training）、列舉性思考（consequential thinking）、問題解決技巧（problem-solving skills）等。

（六）情緒教育（affective education）

大部分的治療方案都包括情緒教育，其目的為教導個人辨認和區分核心情緒，例如，生氣、焦慮、不開心。治療方案亦經常聚焦於與情緒有關的生理變化（例如：口乾、手冒汗、心跳加速），為此能增加兒童對於個人情緒表現的察覺度。

（七）情緒監控（affective monitoring）

監控自己強烈或主要的情緒，可以幫忙個人標認出與自己愉快或不愉快心情有關的時間、地點、活動或想法。量表的評量則有助於了解個人在真實情境及治療情境時的情緒強度，並且可做為監控表現和評估改變的客觀依據。

（八）情緒管理（affective management）

當兒童和青少年有高喚起水準的心理問題時，例如焦慮、恐懼、創傷後壓力症候群，治療方案常會使用到放鬆訓練（relaxation training）的方法。這方法包括的技巧如漸進式肌肉放鬆（muscle relaxation）、調整呼吸（controlled breathing）、冥想（calming imagery）。

至於，人們對於自己獨特情緒狀態的敏感亦有助於培養某些預防策略。例如，兒童或青少年察覺到生氣是怎麼形成的，可協助情緒在初始時就停止往上竄升，為此可避免後續具侵略性的情緒爆發。

（九）設定標的行為和活動重新安排（rescheduling）

設定標的行為是所有認知行為治療方案中都會包含的一部分。治療整體目標需經雙方同意，而且能以客觀的方式評量。至於在治療情境所學到的技巧，可藉有系統的指派家庭作業將其類化到日常生活情境中，而每個特定標的行為的完成則需被評估，並以此了解個體進步的情形。

標的行為經常包括增加活動來產生愉快的情緒，或是重新安排每日的生活來預防或減少那些可能會引起強烈不愉快情緒的活動。

（十）行為實驗（behavioral experiments）

認知行為治療乃是對預設和想法做一連串的驗證和挑戰，之後逐漸產生頓悟的歷程。所以，認知行為治療之歷程常會包括設定行為實驗，以便了解在相同或不同的情況下所預期的事情是否會發生。

（十一）暴露（exposure）

大部分的治療方案中，漸進暴露（graduated exposure）的歷程常用來協助個案精熟某些問題情境或腦中浮現的畫面。首先，問題情境需被界定清楚，整個作業被縮小成許多小步驟，而每個小步驟依困難程度依序建立起階層高低。之後，先從簡單的開始，讓個案逐漸暴露在階層中的每個步驟，它可以是真實情境或想像情境。一旦成功完成某個步驟後，就往下一個步驟移動，一直進行到整個階層都結束，且個案可以精熟處理此問題為止。

（十二）角色扮演（role play）、模仿（modeling）、排練（rehearsal）

學習新的技巧和行為可以經由許多不同的方式達成。角色扮演提供機會讓個案練習如何處理困難、挑戰問題情境（例如：因應同學的取笑）。此處十分強調正向技巧、替代性的解決辦法、新的技巧之學習。技巧增進的歷程可以促使個案獲得其新技巧和行為。觀

察他人模仿合宜的行爲或技巧，在眞實生活中練習之前，可以藉由想像練習來演練此技巧和行爲。

（十三）增強（reinforcement）和增強物（rewards）

所有認知行爲治療方案的試金石是給予合宜的行爲「正增強」（positive reinforcement）。這可以使用自我增強的方式——例如，想法上（例如：「做得好，這件事我能處理得很好」）、物質上（例如：買一片特別的CD）、特別的活動（例如：洗個舒服的放鬆澡）。正增強也可以來自他人（例如：主要照顧者、父母），這對年幼的兒童是很重要的，此外也可使用「星星圖」（star charts）、「後效契約」（contingency contracts）、「代幣獎賞系統」（token credit systems）（譯註：此三種方法皆爲行爲治療常見的治療技術）。

■諸多認知行爲治療方案中，對於認知和行爲的介入程度皆不盡相同。

■諸多認知行爲治療的治療方案皆包含以下幾個核心元素：

監控想法、情緒、行爲；

心理衛教和問題概念化；

標認、挑戰、驗證想法；

培養新的認知技巧；

學習替代性方法來管理焦慮或不愉快的情緒；

學習新的行爲；

設定標的行爲和指派家庭作業；

正增強。

想得好，感覺棒──兒童青少年認知行為治療學習手冊

七、注意事項

雖然認知行為治療在兒童和青少年的應用已日受重視，但是相對於成人而言，其證據及理論基礎仍稍嫌薄弱。

（一）治療效果（effectiveness）之證據

相對而言，對於兒童問題有良好研究設計之實驗處置研究至今付之闕如。早期關於兒童認知行為治療效果的研究報告，主要參與研究者大都為自願者，而少有嚴重障礙的臨床病人參與（Weisz et al., 1995）。此外，有共病現象的臨床病人相對而言亦較少發現有評估報告。此外，也少有跨不同臨床及研究團隊的研究報告，重複驗證認知行為治療的介入方案能否被廣泛地加以應用。相對而言，亦較少進行隨機控制的實驗研究（Harrington et al., 1998; Kazdin & Weisz, 1998），且認知行為治療的中期、長期效果研究也相當缺乏（Graham, 1998）。結論是，典型的隨機控制的實驗研究結果指出，認知行為治療的效果雖比完全沒治療好（亦即在等待清單上的控制組），然而認知行為治療之療效是否優於其他的心理治療方法則尚待確認。

（二）發展合適的理論模式

認知行為治療的理論基礎與治療模式大都是根據成人的研究。雖然這些模式和治療技術已經被應用於兒童和青少年，但是未來的研究仍須探討是否真能應用於兒童和青少年。例如，兒童在幾歲時

會發展出扭曲的認知？兒童對於創傷的解釋是否與大人相同？

認知行為治療的基本假定，是在此理論模式下治療模式是可以驗證的，亦就是可重複檢驗問題行為、情緒、認知歷程之間的關聯。而以大人衍生的模式套用於兒童和青少年，並以此來解釋兒童和青少年的情緒和行為問題似乎就發展合適的理論模式而言是十分不足的。

（三）衡鑑認知歷程的改變

認知行為治療的成效仰賴改變認知歷程而帶來行為和情緒的改變（Spence, 1994）。雖然有時不需假定心理病理是直接因為缺乏認知技巧所導致，認知治療也能成功，然而仍有必要了解認知改變的結果為何。迄今，認知行為治療的研究大都著重於評估其行為結果，反而忽略了評估認知歷程的改變。Durlak等人（1991）對此現象表示：

> 認知行為治療的治療方案中十分強調認知變項，然而某種程度而言卻不去關心它們相關的結果，這是很弔詭的事情。

對於研究者的挑戰是需要發展合適評估兒童認知的方法，這將有助於了解潛在於兒童心理問題的認知缺陷和（或）扭曲，而且有助於測試認知行為治療的假定，亦即改變是經由認知歷程而產生。

（四）兒童認知行為治療之定義

第四個議題是對於兒童認知行為治療的定義需加以澄清。如同 Graham（1998）所強調的，認知行為治療涵蓋的技巧包羅萬象，所以有時很難區辨哪些是諸多治療介入方案的核心元素。此時，「認知」的成分反而變小，或是受限於某技巧，像是因應式自我對話，它是許多行為治療方案中十分強調的技巧之一。組合這些不同的治療方案於認知行為治療這個保護傘之下似乎是不妥的，這樣非特定的情況極易產生不必要的混淆，而對於認知行為治療的治療效果亦因未能清楚定義治療方案的核心元素而大打折扣。

> 未來的工作需要：
> ■呈現臨床病人長期認知行為治療的成效；
> ■設計並發展合適的理論模式；
> ■評估認知歷程改變的假定；
> ■界定兒童認知行為治療的核心元素。

總而言之，雖然諸多證據支持認知行為治療有助於處理各樣的情緒及行為問題，但進一步針對臨床病人仍須研究出良好的實驗設計。設計並發展適合兒童與青少年的理論模式以了解他們的情緒及行為問題，以及清楚界定兒童認知行為治療的核心元素則為不可避免之事。如此，將有助於提供特定的認知行為治療元素會造成哪些結果變項產生改變，或哪些元素組合又會造成哪些結果變項產生改變（Durlak et al., 1991）。

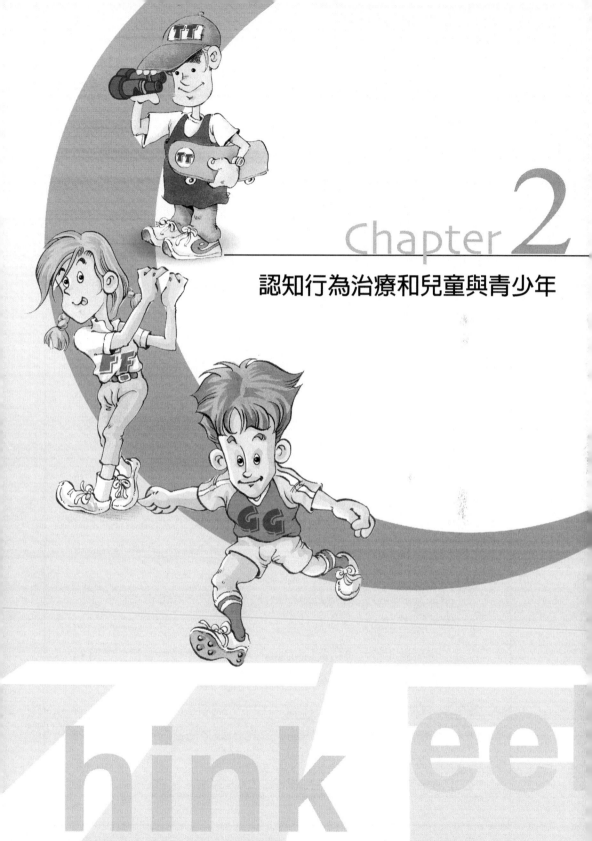

Chapter 2

認知行為治療和兒童與青少年

想得好，感覺棒──兒童青少年認知行為治療學習手冊

一、認知行為治療和十二歲以下的兒童

接受認知行為治療的個案，要能夠有系統地辨識、挑戰並改變想法，這個歷程涉及了認知發展的成熟度和精緻化，此外，也需具備抽象思考能力，例如：能從不同角度思考事情或能推理出不同的發生原因，具備這種能夠「思考為什麼要這樣想」的認知成熟度，才能參與認知行為治療的討論。

雖然需要具備這樣的認知能力，認知行為治療還是經常使用在年幼兒童身上，有一篇文獻回顧了101個認知行為治療的研究，發現其中79%是運用在十歲以下的兒童（Durlak et al., 1995）。認知行為治療也能用在七歲以下有各種問題的兒童，包括：遺糞症（encopresis）（Ronen, 1993）、尿床症（enuresis）（Ronen et al., 1995）、拒學症（school refusal）（King et al., 1998）、腹痛（abdominal pain）（Sanders et al., 1994）、廣泛性焦慮症（generalized anxiety disorders）（Dadds et al., 1997; Silverman et al., 1999a）、恐懼症（phobias）（Silverman et al., 1999b）、性虐待（sexual abuse）（Cohen & Mannarino, 1996; Deblinger et al., 1990）以及學齡前行為問題（Douglas, 1998）。

雖然認知行為治療可以運用在年幼兒童，但是研究發現九歲以下兒童的治療效果低於年長兒童。一項針對十三歲以下兒童的認知行為治療所做的整合分析（meta-analysis）發現，雖然各種年齡層的兒童都能從認知行為治療中獲得助益，但是年幼兒童所獲得的幫助較有限（Durlak et al., 1991）。這當中，究竟是年幼兒童的認知發展尚未成熟，以致無法配合認知行為治療，或是治療的形式不能符合

兒童，目前並不清楚，但是很少有研究試圖修正或發展出適合兒童的認知行爲治療，如果能夠從兒童發展的層次，將認知行爲治療的概念和技巧加以修正調整，也許能解決某些發展上的問題（Ronen, 1992）。

雖然認知行爲治療是很複雜細膩的，但是有許多作業需要的是推理具體事物的能力，而不是抽象推理能力（Harrighton et al., 1998），認知發展中的具體運思階段（大約是在七到十二歲）就具備認知行爲治療所需要的基本能力（Verduyn, 2000）。然而，治療的材料也必須符合適當的發展層次，對大多數的年幼兒童來說，具體的技巧以及清楚簡單的指導語是有用的，青少年則能夠參與較複雜的歷程，例如找出不當的假設及認知結構。

治療年幼兒童的挑戰是如何將抽象概念轉換成簡單、具體、容易了解的例子，或是他們每天生活中會出現的比喻。認知行爲治療如果能具備符合年齡層的教材和概念，應該是好玩、有趣、吸引人的（Young & Brown, 1996），例如，Ronen（1992）嘗試用遊戲方式將「自動化思考」（例如：不須思考就去做某些事）或「中介思考」（例如：大腦中的某個指令或命令傳送到身體）讓兒童了解，「中介思考」透過遊戲被描述成是傳令兵，傳達總司令（大腦）的命令給其他士兵（你的身體）。

運用比喻法也能把抽象概念描述成容易理解的具體名詞，例如：對一個攻擊性高的兒童，可以把他的憤怒比喻成火山不斷膨脹最後爆發，用這種比喻法可以幫助這個兒童探索如何能使火山停止爆發。類似的，將自動化思考比喻成在兒童腦海中播放的錄音帶聲音，而錄影帶畫面則是比喻侵入性影像，運用比喻法可以幫助兒童

發展自我控制策略，他們可以透過關掉他的錄影／錄音帶來探索如何控制他的自動化思考或是侵入性想法。

研究證實想像法可以用在五歲大的兒童，運用Lazarus與Abramovitz（1962）所發展出來的情緒想像法，可以幫助五歲兒童克服黑暗恐懼症（Jackson & King, 1981; King et al., 1998），因為正向因應想像法（positive coping images）能用來強化正向情緒，對抗焦慮、憤怒等負向情緒，因此，Jackson與King（1981）運用想像自己是電影人物中的蝙蝠俠，幫助一個小男孩克服對黑暗的恐懼。想像法也能用來幫助較年長的兒童，例如：想像嘲笑你的人戴著一個很可笑的帽子，可以減低被嘲笑後的憤怒感覺。若能將正向因應想像法依據兒童的年齡加以修正，並配合他們的興趣和幻想，將更為有效。

> ■七歲以上的兒童就能參與認知行為治療。
> ■介入的方式必須配合兒童的認知發展層次。
> ■對治療師的挑戰是必須將抽象概念轉換成兒童日常生活中簡單、具體的例子。

二、接受認知行為治療所需具備的基本能力

認知行為治療中所需要的核心認知能力並未被清楚地界定，最基本的能力是，兒童必須能知道並表達自己的想法，此外，Doherr等人（1999）提出了更進一步的三種主要能力：能夠對事物產生不

同的歸因、能夠察覺不同的情緒，以及能夠了解在不同情境下，想法和情緒的關係。

（一）找出想法並表達想法（accessing and communicating thoughts）

直接詢問：描述你的想法

晤談法能幫助我們了解兒童的想法和他們的自我對話（Hughes, 1988），研究發現，即使是三歲大的兒童也能夠透過晤談法表達其想法（Hughes, 1988）。最簡單的方法是，直接問兒童：「你在想什麼？」或「當你第一次看到我的時候，你想到什麼？」許多兒童可以表達有關於認知三元素的想法，他們可以說出對他們自己的知覺（例如：我覺得和你說話很無聊；你一定覺得我很笨），或是對周遭世界的看法（例如：來這裡談話，我就不能參加足球賽；是我媽媽有問題，不是我，你應該和她談，不是和我談），以及對未來的看法（例如：我不覺得我來這裡對我有什麼幫助，一切並沒有什麼改變）。

然而，有些兒童對直接詢問的回答是：「我不知道！」或「我沒有想到什麼！」這並不代表兒童無法掌握自己的想法，而是，他們可能需要嘗試不同的詢問方式，如間接詢問法。

間接了解：描述一個最近發生的難過情境

讓較年幼的兒童回想最近發生的不愉快事件可能比較容易，鼓勵他們把事件說出來或畫出來，當他們一邊說或一邊畫的時候，注意他們是否能同時提供對事件的描述，以及他們對這個事件的想法

或歸因。提醒兒童表達他們對於不同時間點的想法，包括事情發生前、事情發生當時，以及事情發生之後，這些方式可以找出兒童的自我對話（Kendall & Chansky, 1991）。另一方面，在晤談過程中仔細的詢問和提醒，可以幫助兒童找出他們的想法，就如同下面的例子：

治療師：麥克，你能不能告訴我你在學校打架的事？

麥　克：是路加先打我的，他先推我，我才打他，然後就被處罰了。

治療師：為什麼路加要推你？

麥　克：他罵我。

治療師：他經常這樣罵你嗎？

麥　克：沒有！

治療師：他為什麼要罵你？

麥　克：我不知道，他大概很討厭我。

治療師：他只討厭你一個人，還是還有別人？

麥　克：只有我，他喜歡其他人。

治療師：路加會和其他人打架嗎？

麥　克：會，他經常和別人打架。

治療師：他會喜歡和他打架的人嗎？

麥　克：我不知道，我想他只有討厭我。

治療師：你想，下次你遇到路加時會發生什麼事？

麥　克：他會打我，所以我要先打他。

這段簡短的討論呈現的是，如何讓麥克找出自己的想法，他認

想得好，感覺棒──兒童青少年認知行為治療學習手冊

為自己不受歡迎，所以預期路加下次會再打他。

別人可能會怎麼想？

年幼兒童在掌握及描述自己的想法上可能有些困難，但是，他們可以描述其他人是怎麼想的（Kane & Kendall, 1989），運用玩偶和遊戲將兒童生活中的問題情境演出來，同時在遊戲過程中藉由玩偶引導兒童說出他的想法。

另一種比較結構化的方式是，提供兒童各種選擇讓兒童從中挑選，「歸因型態問卷」（Attributional Style Questionnaire）（Fielstein et al., 1985）就是按照這種方式編制的，讓兒童看十二種圖片，並要他們從四種狀況（例如：能力不好、不努力、運氣不好、題目太難）中選擇一種可能的原因，雖然這種方式無法測得有關兒童本身的特定想法，但卻能夠讓我們了解兒童是如何建構他的世界。

想法泡泡球

另一種非語文的評估方式是提供兒童一些卡通漫畫或圖片，詢問兒童圖畫中主角的想法是什麼，這種方式是由Kendall與Chansky（1991）所發展出來，被運用在治療兒童焦慮症的「因應貓咪的計畫」（Coping Cat programme）（Kendall, 1992），例如：在「因應貓咪的計畫」中，兒童會被問到，當一個孩子正在烤香腸時，或正在溜冰時，他會有什麼想法。

治療師可以根據他的需求來修正這種評量方式，例如：在下面的圖片中，治療師會問兒童，這隻貓和這隻老鼠在想什麼？

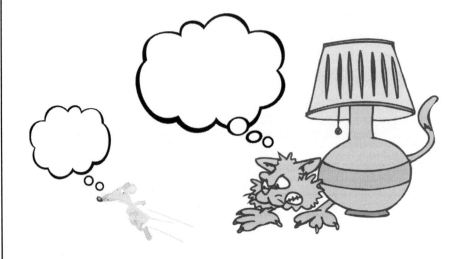

（二）產生不同的歸因

假想情境（hypothetical situations）

Doherr等人（1999）發展了一系列很簡單的假想情境，用來評估兒童是否可以對事件產生各種不同的歸因。將一系列的劇情呈現給兒童看，其中有些是參考Greenberg與Padesky（1995）而修改的，例如：「有個兒童在遊樂區遇到他的朋友，他大聲地說『嗨』，但他的朋友卻不理他而跑掉」，請兒童針對發生的情境，想想可能的原因有哪些。

這種方式也能用來處理問題解決技巧，例如：「學齡前人際問題解決問卷」（Preschool Interpersonal Problem-Solving Inventory），它透過一些圖畫劇情，要求兒童對這些困境，想出各種解決方法（Spivack & Shure, 1974）。此外，運用「方法—結果：

想得好，感覺棒——兒童青少年認知行為治療學習手冊

問題解決問卷」（Means Ends Problem-Solving Inventory）（Spivack et al., 1976）也能用來評估兒童的思考內容和解決方法，提供兒童故事的開始和結束，要求兒童想出能達成結果的各種方法。

創意卡通圖（generative cartoons）

讓兒童看一些卡通或漫畫圖，請他們把圖畫中主角的想法寫下來或畫出來，如同下圖的例子：圖畫中這個拿著大箱子的人，他在想什麼？請兒童將他的想法寫下或畫在泡泡裡。

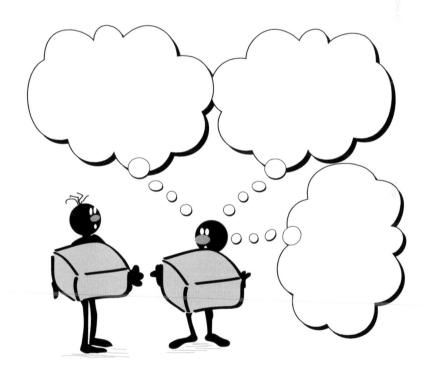

運用玩偶（puppets）和遊戲（play）

較困難的情境則可以運用玩偶演出來，透過遊戲的方式，鼓勵

兒童想像玩偶在這些情境下的想法是什麼,使用這種方式時須考慮兒童的年齡,Salman與Bryant(2002)認為運用娃娃或玩偶來代表他們自己,對學齡前兒童來說較為困難,他們無法理解娃娃或玩偶可以同時是玩具,也能用來象徵自己。

(三)察覺情緒

認知行為治療的另一個核心成分是情緒教育,目的在於幫助兒童察覺並辨識不同的情緒,為了參與這樣的治療過程,兒童必須能夠知道自己的情緒,並且將它描述出來,然而這樣的能力究竟是在進行認知行為治療之前就須具備,或是在治療過程中發展出來的,目前並不清楚。

有許多不同的教材可以幫助兒童經由遊戲、繪畫的過程察覺並表達他們的情緒(Hobday & Ollier, 1998; Sunderland & Engleheart, 1993),年幼兒童也許沒有辦法清楚地描述他們的情緒,但是他們可以用畫的,此外,他們可能只說了一種情緒,例如生氣,但是經由詳細的詢問,可以發現生氣又包括難過而生氣、害怕而生氣、或真正生氣。

問答遊戲的方式也可以用來評估兒童是否能夠辨識他人的情緒,讓兒童看一些不同情緒的照片,請兒童辨識是哪種情緒,並從一些情緒形容詞中挑選出來。或是,治療師會扮演不同的情緒,請兒童說出這是哪種情緒。

(四)想法、情緒和事件

運用問答方式也能夠幫你判斷,這個兒童是否有能力察覺到不

同的情境下會有不同的情緒，例如：給兒童一堆不同情緒的卡片（例如：驚嚇、快樂、生氣等），並請他們將情緒卡片和不同情境（例如：第一天上學、和好朋友一起玩、被排斥等）配對；此外，這個活動也可以把不同情緒和不同想法（例如：我認爲我做錯了、我想我可以表現得很好、我想我的朋友會嘲笑我等）配對。另一種方式是，這個活動也可以用玩偶演出來，兒童必須描述他的玩偶在不同情境（例如：被人嘲笑，或受邀參加慶生會）的情緒感受。

> 要參與認知行爲治療，兒童必須要能進行下列任務：
> ■知道並且表達自己的想法；
> ■對事件產生不同的歸因；
> ■能察覺不同的情緒；
> ■能連結事件、情緒和想法之間的關係。
> 這些能力可以藉由符合年齡的遊戲、問答、玩偶、繪畫或卡通圖片而測量。

三、認知行爲治療和青少年

將認知行爲治療用在青少年，必須先了解影響青少年發展的重要議題，Belsher與Wilkes（1994）指出了一些需要注意的議題。

（一）接受青少年的自我中心

青少年的特徵是自我中心，無法了解並接受他人的觀點，比較

有效的治療方式是，不直接挑戰他的自我中心，而是接受它，並透過詢問澄清來了解他的觀點。採取這樣的治療態度，同時也傳遞了一種正向的訊息給青少年，也就是，他們的觀點是會被傾聽與尊重的，他們是很重要的，他們的興趣和他們獨特的知覺方式是治療師熱切想了解的。無法接受青少年的自我中心，會導致青少年發展出反抗的態度，青少年會感受到越來越大的壓力，而想要爭辯防衛自己的觀點。

青少年喜歡自做主張，在進行認知行為治療時可以讓他們為自己做選擇，Belsher與Wilkes（1994）建議可以提供二、三個相似的作業讓青少年選擇，例如：治療師希望個案能記錄他的想法，這時治療師可以提供不同的方式，包括：完成固定格式的記錄表、記錄非正式的想法日記，或錄音錄下口述內容等，讓青少年選擇他要的方式。

（二）提高合作度

認知行為治療是一種合作的歷程，雖然兒童或青少年面對治療師是處在較低下的位置，但是介在年輕個案和治療師之間的權力階層關係，是必須清楚察覺，並且應該努力提升雙方的平等關係。

治療師必須傳達出樂意和青少年一起工作的意願，並且幫助他們克服重要的問題，治療師扮演的是教育者和催化者的角色，他提供一個架構讓年輕個案去探索、了解並發現新的思考和行為方式。這種合作歷程鼓勵年輕個案把他們的問題或困難想清楚，再發現可能的解決方法；年輕個案的主要任務在於設定目標和做選擇，治療師則擔任青少年的支持者，將他們的想法傳遞給其他重要權威者。

想得好，感覺棒——兒童青少年認知行為治療學習手冊

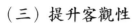

（三）提升客觀性

　　雖然治療師有時會成爲年輕個案的支持者，但是，維持客觀的立場仍然是很重要的。青少年通常是自我中心、堅持己見且很難接受別人的觀點，這會使得治療師在改變個案的過程產生壓力。

　　治療師必須在保持客觀與維護合作關係的前提下，鼓勵年輕個案檢驗他們的觀點，尋求證據來支持或挑戰其觀點，治療師提供一個架構讓年輕個案去檢驗、評估他的假設、信念和想法。由於許多心理問題背後都潛藏著認知扭曲，因此，青少年仍是使用偏差的方式來檢驗他們的問題，這時，治療師可以在治療過程中直接指出他們的問題，並幫助他們探索、形成不同的歸因，再重新檢驗一次。

（四）運用蘇格拉底式對話（Socratic questions）

　　青少年和兒童不太習慣直接表達他們的信念和想法，他們可能會覺得自己的觀點是不重要或錯誤的，因而期待生活中的其他人告訴他們應該怎麼做。「蘇格拉底式對話」則是可以克服此困難的好方法，它透過一系列問話，幫助青少年探索、評估、挑戰自己的信念。

　　所問的問題通常不是一般性的問題如：「你今天在學校過得如何？」而是非常特定、直接，和具體事物有關的，例如：「當午餐過後，你們在操場玩，這時麥克走向你，你認爲他想要做什麼？」

　　治療師可以運用下述的句子鼓勵青少年表達他們的想法，例如：「可能有許多方法可以來處理這件事……你會採取哪種方法？」或是「我想不出來，你有沒有什麼點子？」當年輕個案有

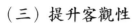

所回應時，治療師則表達出肯定和興趣，但是對於扭曲和不一致之處仍須加以挑戰，例如：「我想確定我是否聽對，你告訴我你沒有任何朋友，但是你又說瑪莉邀請你去她家住，那麼，瑪莉是不是你的朋友？」

（五）挑戰兩極化思考（dichotomous thinking）

「全有或全無」（all or nothing）式思考在青少年是很普遍的，而且通常會在治療期間神奇擺盪。一個青少年他可能會在這次治療中表現得很憂鬱焦慮，但是下一次他則顯得快樂自在，這種戲劇化的轉變常會使得治療師感到困惑，甚至不太確定治療是否要繼續進行。雖然在進行兒童或青少年的認知行為治療時，確實也會看到在幾次治療之後個案就有顯著持續的進步，但是，有時這種表面上的進步是短期的，可能只是反映青少年的兩極化思考。

運用評量表可以有效地挑戰兩極化思考，而且可以幫助青少年發現在兩極端之間仍有許多空間，這可以透過教導的方式，讓青少年按照某個項度評估一系列的事件並排出順序，評估的量表可以包括評估情緒的強度、相信的程度，或自責的程度等。

最後，Belsher與Wilkes（1994）強調治療師所使用語言的重要性，運用「好」或「壞」的語言代表兩極化的分類，若改用「比較好」或「比較壞」則較能傳遞出連續漸進的訊息。

（六）邀請其他重要他人

青少年的社會系統中包括了家庭、學校、工作等環境中的重要他人，適時地邀請這些重要他人是必要的，因為若事件牽涉到這些

重要他人時，青少年往往無法做決定，例如：當青少年在學校裡練習情緒控制訓練時，他的老師必須同意讓他在生氣的時候，暫時離開教室。此外，邀請其他的重要他人（如父母、手足或朋友）來到治療室，能夠了解其他人的不同觀點，可以幫助年輕個案檢驗及再評估他們的認知。

■接受青少年的自我中心。
■提升合作度。
■增加客觀性。
■運用蘇格拉底對話。
■挑戰兩極化思考。
■邀請其他重要他人。

四、對兒童和青少年進行認知行為治療時常遇到的問題

（一）不願溝通的兒童（non-communicating children）

對兒童進行認知行為治療時，通常不像成人間是雙向互動的，兒童在治療情境大多扮演被動聆聽的角色，雖然這種角色是治療師說得較多，但並不代表認知行為治療是無效的。事實上，進行兒童治療的關鍵要素是必須修訂適合兒童的教材，這時，運用非語言教材是有效的，兒童通常會在遊戲或繪畫時表達他們的感受和想法，

此外，運用黑板和圖表也能吸引兒童的興趣，增進兒童的參與。

　　但是有時候，即使運用這些有創意的教材，兒童仍可能在整個治療過程保持沉默，或回答得很模糊、不情願，這時，可以採用比較誇張的方式來猜出個案的想法。如果兒童或青少年仍不願意談論他自己，則可以藉著討論其他人，或用玩偶、遊戲演出來，引發他們的投入。最後，也可以改變治療情境，不見得一定要坐在治療室，可以出去喝杯咖啡、散散步等，選擇個案比較願意溝通表達的情境。

（二）抗拒的個案（reluctant customers）

　　兒童通常很少主動求助，而是由主要照顧者或其他專業人員帶來治療，兒童本身並不覺得自己有什麼問題需要幫助。

　　認知行為治療的基本特徵是一種合作式的治療，如果兒童無法找出任何他想要改變的目標，那麼運用認知行為治療將會受到質疑。然而，這需要仔細的探索，因為兒童無法找出他們想要改變的目標可能和他們的生活經驗有關（例如：這一直都是這樣，而且以後也是這樣），幫助兒童探索不同的可能性，能夠使兒童發現他們的情境可以有所改變。此外，缺乏動機（如憂鬱症兒童），會表現出拒絕和無望感，對這類個案，動機晤談法可以幫助他們更投入於認知行為治療中（Miller & Rollnick, 1991）。動機晤談法係利用基本的諮商技巧（例如：同理心、正向關懷、積極傾聽等）以及認知行為的介入技巧（例如：認知重建），增進個案對改變的投入，治療師鼓勵兒童表達他們對事件的想法和感覺，積極傾聽並增強兒童所呈現出來的動機。

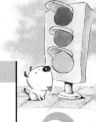

（三）對改變缺乏責任感（no responsibility for securing change）

　　兒童或青少年也許可以找出需要改變的目標或困難，但是他們並不認為自己應該為此盡責任，他們可能把問題歸因於生理因素（例如：這就是我，我天生就是這樣），或歸因於外在個人無力改變的因素，例如：有個青少年經常在學校裡惹麻煩，他把這個問題歸因於外在環境，認為是他的老師對他不公平（例如：如果老師不刁難我，我就不去製造麻煩）。不管這是否真實，或這只是他思考的扭曲偏誤，仍有待評估，但這個個案若要進入認知行為治療當中，需要重新探索他對事件的歸因方式。

（四）邀請父母介入（involving parents）

　　越來越多證據顯示，邀請父母和兒童一起參與認知行為治療可以產生意外的效果（Barrett et al., 1996; King et al., 1998; Toren et al., 2000）。父母在認知行為治療中所扮演的特定角色各有不同，包括催化者、協同治療者及個案，催化者的主要功能是協助將治療情境中的技巧轉化到家庭情境中，父母可以協助對於問題情境的評估，並且鼓勵兒童在家庭中練習新學得的技巧。協同治療者則扮演較主動的角色，父母負責提醒、監控並複習兒童所學習的認知行為技巧，鼓勵父母增強他們的孩子，並且和孩子一同處理問題。上述這兩種父母角色，仍是以兒童為處理的焦點，父母的加入是為了減緩兒童的心理困擾。

　　最後一種情況是，父母本身就是個案，從參與的過程中學習新的技巧（例如：行為管理）或如何因應他們自己的問題（例如：焦

慮控制），這種模式是由Barrett（1998）所發展出來，他提出一種系統化的模式來強化父母和兒童的能力，使他們形成「專家團隊」，父母會接受行為管理訓練、情緒管理，還有溝通及問題解決技巧。此外，Cobham、Dadds與Spence（1998）提出一種融合式的介入方法，包括以兒童為主的CBT用來治療兒童的焦慮，以及降低父母焦慮的治療計畫，教導父母學會辨識他們本身的行為對於引發和維持兒童的問題行為有何影響，並且教導他們如何處理自己的焦慮。

父母在治療過程中所扮演的角色，以及他們參與的程度與方式，最好在治療開始就先溝通清楚。

（五）應該和兒童合作還是和父母合作？

邀請父母一起參與治療過程會出現的問題是，究竟要以兒童或是父母作為主要的個案？造成問題的來源是因為，兒童和父母可能各有不同的問題和治療目標，究竟要以誰的議題為主？若是以父母關心的問題為主，則可能會引發倫理方面的議題，因為父母的治療目標未必和兒童關心的問題相同或一致（Royal College of Psychiatry, 1997）。

治療師在處理這種不同觀點時，可以傾聽、表達對雙方的關心，但是保持客觀、中立、公平的立場，澄清治療的共同目標，目的在於減少兒童和青少年的苦惱，幫助他們維持這樣的共同目標，強調可以透過許多方式來達成此目標。剛開始先針對兒童或青少年的問題作反應，可以傳遞出重要的訊息讓兒童或青少年感受到他們的觀點是被重視的，他們是決定改變的重要角色；在治療過程中，選擇具體易達成的目標先進行，以便達到某些快速有效的成功，也

能增進兒童或青少年的自我決定感；最後，回顧這個階段的進步，並提供機會讓兒童／青少年和他們的父母一同檢視改變的歷程與目標，並進而訂定下一階段的共同目標。這種過程通常具有示範效果，也有助於父母了解，先以兒童的目標為主，對於父母的目標也有正向影響。

另一種情況是，治療者可以幫助兒童和父母建立一個共同的目標，由March等人（1994）所發展出來治療強迫症的計畫，就是讓父母和兒童共同合作來克服兒童的強迫意念。

（六）家庭功能缺失（family dysfunction）

家庭中的動力非常複雜，它可以導致一個兒童因為其不當行為而必須承擔整個家庭的問題，在這種情形下，若只進行個別認知行為治療而未處理家庭問題是不適合的，此外，若兒童的認知缺陷或認知扭曲反映出父母的能力不足或不當教養，進行認知行為治療是不恰當且無效的（Kaplan et al., 1995）。治療師必須進行詳盡的評估，以確定兒童對他父母的評語（例如：他們總是貶低我）是兒童本身的認知扭曲或確實是其家庭功能缺失，確認這方面的問題後，才能決定是否安排個別認知行為治療或需要家庭系統治療。

（七）無法找出想法（difficulty in accessing thoughts）

兒童或青少年通常不易找出或說出他們的想法，特別是在當面詢問他們時，但是，用心傾聽還是可以從他們的談話中發現他們的想法、信念和預設，這時，治療師可以扮演如同Turk（1998）所提到的「想法捕捉者」（thought catcher）的角色，找出出現的重要想

法並且讓年輕個案注意到它的存在，治療師可以隨時停止對話，並且指出個案剛才說出來的想法，或是可以暫時保留，等到治療的適當時機再做摘要說明，例如：治療師可以先傾聽兒童述說最近發生的問題情境，再摘要個案所提到的情緒和有關的想法。

兒童和青少年經常會將感受和想法混淆，Belsher與Wilkes（1994）強調必須「追根究底」（chase the effect），他們建議治療師應該將注意力放在情緒的變化，回饋給個案，再找出與情緒有關的想法，例如：你似乎正在思考是什麼事情使你生氣。通常兒童需要他人協助他們發現想法，治療師可以運用蘇格拉底式對話，或提供一些選項讓兒童回答是或否，經由觀察和仔細的詢問，兒童能夠發現並表達潛藏在情緒背後的想法。

（八）不願進行家庭作業

CBT需要個案主動地收集在治療室之外的訊息，雖然許多兒童和青少年樂意進行家庭作業，但也有些不願配合，總是無法將作業交回，這個議題需要公開和兒童／青少年討論，包括解釋家庭作業（homework）的重要性及討論執行上的可行性，找出一種適合的執行方法是很重要的，例如：兒童可能不願意手寫日記，但是願意用電腦打字；或是，有些兒童希望將記錄用e-mail傳給你；或有些不想用寫的而願意用說的錄下來。

完成家庭作業並不是認知行為治療的必要條件，若兒童無法記錄生活中的事件、想法和情緒，也可以在治療情境中評估，治療師可以請個案述說最近發生最困擾的情境，再詢問及探索伴隨此事件的想法和感受。

（九）認知能力或語言技巧不足

進行認知行爲治療需要基本的認知、記憶和語言技巧，因此，如果兒童有明顯發展遲緩問題可能無法直接參與此治療過程，但是，必須先確認這究竟是兒童的能力有限，還是治療所用的教材超過兒童的能力範圍。

對學習障礙的個案進行CBT時，儘量多用視覺呈現訊息、使用簡單的語言，以及將抽象的概念具體化，會使他們在學習時容易許多（Whitaker, 2001）。克服記不住的問題可以多用視覺刺激和從旁提醒，例如：一個兒童學習運用紅綠燈作爲問題解決時的一種方法（紅燈時停下來想一想；黃燈時作計畫；綠燈時動手去做），爲了提醒他運用這種方式，可以把三種顏色的彩帶綁在他的鉛筆上。此外，也可以將作業簡單化使得個案容易執行，例如：教他快生氣時趕快離開現場，比用其他複雜的反應來控制情緒容易許多。

（十）簡短的介入

兒童和青少年經常採取短期、以問題爲主的觀點，他們喜歡簡單扼要而不是長篇大論，因此，對兒童或青少年進行CBT重點在於教導他們發展認知因應技巧，而不需強調背後的認知基模與信念。

對兒童或青少年通常不需強調抽象概念，例如了解不同的認知偏差型態，取而代之的是，他們較有興趣的是如何運用認知架構來了解他們的問題，並且學會有效的認知行爲技巧以解決自己的問題，這種關注於即時的問題解決傾向，使得CBT用在兒童／青少年的治療次數會比成人簡短，雖然有些針對兒童的認知行爲治療計畫

是十二到十六次，但是臨床經驗建議治療次數可以更爲減少，顯著的改變可以在六次或更少的治療次數就能達成，這也使得許多臨床工作者感到困惑，或是懷疑是否眞有進行認知行爲治療？這種困惑是可以了解的，而且和第一章最後所談到的問題有關，認知行爲治療到底要給兒童什麼？認知行爲治療所關注的認知成分其實相當有限，而是較著重於發展出一種特定的認知策略。

對兒童和青少年進行認知行爲治療時常遇到的問題如下：
■不願溝通的兒童；
■抗拒的個案；
■對改變缺乏責任感；
■邀請父母介入；
■應該和兒童合作還是和父母合作；
■家庭功能缺失；
■無法找出想法；
■不願進行家庭作業；
■認知能力或語言技巧不足；
■簡短的介入。

想得好，感覺棒——兒童青少年認知行爲治療學習手冊

Chapter 3

想得好，感覺棒：
導覽本書所使用的素材

想得好，感覺棒——兒童青少年認知行為治療學習手冊

想得好—感覺棒（Think Good－Feel Good）是以認知行為治療之概念及策略為根據，並廣納了許多應用在兒童與青少年的素材。它有三項主要的特徵：「想法追蹤者」（Thought Tracker）、「情緒發現者」（Feeling Finder）和「行為捕捉者」（Go Getter）。兒童與青少年可藉由這三項特徵來了解認知行為的架構，並且用此架構去發現及測試他們的想法，並且還可以學習到一些替代性的想法與行為技巧。年幼的兒童對於這三項特徵會很感興趣，藉由三項特徵的協助，他們很輕易的發現及體會他們的想法和情緒感受。對於青少年而言，他們也許可將注意力著重於本書上所使用的工具，而只需稍微注意這三項特徵。

「想得好—感覺棒」並無意給予系統化的套裝作法，它既不是十堂標準化課程，亦非一套全面性的認知行為治療方案。取而代之，它提供很廣泛的素材，讓使用者根據孩子的需要和問題的性質來彈性運用。這些素材提供一些有趣、簡單、易懂的實際案例，教你如何運用認知行為治療的概念。

「想得好—感覺棒」提供許許多多富有教育性質的素材，下述的每個主題皆附有練習題可供參考：

1. 認知行為治療的簡介；
2. 自動化想法；
3. 常見的認知扭曲；
4. 認知重構與均衡的想法；
5. 核心信念；
6. 養成新的認知技巧；

7. 標認你的情緒；

8. 控制不愉快情緒的策略；

9. 改變行為的方法；

10. 問題解決的取向。

　　每個主題皆有一個解釋，它提供你一個具體且易懂的重要觀念之摘要。插圖和實際案例則提供你熟悉的兒童或青少年相關議題和問題。你可以複印這些解釋當成上課講義，或用來建構你的臨床晤談之素材。然後，臨床工作者可將它們運用在兒童最切身的相關問題上。

　　每個主題都附有一系列的練習表，以便協助兒童運用相關的訊息來處理他（她）自己的問題。這些練習表相當多樣化，那些有「笑臉」標示的，是特別適用於年幼的兒童。這些練習表除了提供實例說明如何運用認知行為治療的概念外，臨床工作者還可以依據個人的需要彈性使用它們。

一、想法、情緒和行為

（一）摘要

　　這個部分簡介何謂認知行為治療，以及闡釋想法、情緒、行為三者之間的關係。內容包括有不同型態的想法（自動化和核心信念）、預設之角色，以及正負向想法對於情緒和行為之影響效果。同時，此部分亦說明了「負向陷阱」（負向想法如何引起負向情

緒，並且進一步侷限你的行為表現）。

> ■心理衛教。
> ■簡介想法、情緒、行為等核心元素。

（二）練習表

　　「神奇循環」（Magic Circle）和「負向陷阱」（Negative Trap）導引兒童了解「監控想法」的概念，以及探討想法、情緒、行為三者之間的關係。神奇循環乃將焦點放在歡樂的情境上，以有趣的方式來幫助兒童了解，他們是怎麼想的、是怎麼做的。相對而言，負向陷阱則是探討困難的情境，例如就像「八歲的艾咪一想到上學就開始變得緊張起來」這個例子。經過訪問艾咪後，將她的想法、情緒、行為標示於以下的摘要中。

我的想法
「我帶了所有的東西嗎？」
「我忘了帶什麼嗎？」
「我的老師應該會發脾氣」
「其他同學一定會笑我」
「我會覺得很糟糕」

艾咪上學去

我做了什麼
哭
呆站在那裡
不願意進教室
逃離學校

我的情緒
害怕／擔心
顫抖
冷汗直流
心跳加速

藉由神奇循環和負向陷阱的比較可彰顯一個事實，就是想法的不同會引起不同的情緒反應，而且亦會對行為產生有益或無益的效果。最後，根據兒童的狀況，可將情緒的部分再細分成感受（情緒）和身體變化（生理反應）。如此，對那些把情緒反應當成身體疾病徵兆的兒童特別有助益。

「如果／然後測驗」（If／Then Quiz）是一個發現兒童之假設為何的有效方法，而「我的想法、我的行為或我的情緒」（What I Think, What I do or How I Feel）則是一個猜謎遊戲，可協助兒童區別認知行為治療架構的三個核心元素。在衡鑑兒童問題時，可以採用或修改上述兩種作法，將兒童的主要議題納入問題或謎題當中以幫助了解兒童的情況。

二、自動化想法（automatic thoughts）

（一）摘要

「腦袋裡不停播放著錄音帶」可用來比喻兒童的自動化想法。這裡要介紹認知三角（與我有關的想法、我做了什麼、我的未來），以及使用它們來了解兒童不同形式的想法。另外，除了介紹為什麼自動化想法乍看之下似乎相當合理，還介紹正向及負向自動化想法對於情緒與行為的影響。最後，那些引起強烈情緒反應的「活躍」想法亦有必要被指認出來。

■簡介自動化想法及認知三角。

■監控想法，並且標認出常見的負向想法。

（二）練習表

對於年長的兒童，「想法和情緒日記」（Thought and Feeling Diary）提供一個不錯的架構來記錄兒童腦中的「活躍」想法（"Hot" Thoughts），以及這些想法與情緒反應之關係。若在家中監控不可行的話，那麼在臨床晤談時「活躍」想法就是一個不錯的方式，可讓兒童了解他們對自己有什麼想法、做了哪些事情，及對未來有什麼看法。結構化的日記觀察和作業練習對於某些兒童相當有幫助，不過有些兒童則需用更彈性的方式。像是鼓勵兒童在他（她）自己的電腦上記錄他（她）自己的日記，用電子郵件傳他（她）的「活躍」想法給治療師，或是下載他（她）腦袋裡的想法到錄音帶上，或是單純的「攔截」腦中瞬間的想法，想想它為什麼會發生的所有可能性。

對於年幼的兒童，有一系列關於認知三角的「想法泡泡球」（Thought Bubbles）可供使用。鼓勵兒童畫出來或寫下一些開心或不開心的想法，這些想法可以是跟自己有關的，或是他們是怎麼做的，或是有關他們的未來。治療師可以再一次使用這些「想法泡泡球」來追蹤兒童主要的問題。假如發現兒童難以說出他們的想法，那麼可以詢問兒童的父母，看看兒童可能有哪幾類的想法。

對於那些無法順利地理解自己想法為何的兒童：「他們在想什麼」（What Are They Thinking?）可能對他們有幫助。兒童會被問到兩個不同圖畫中的人物他們在想什麼，或說說兩三個圖畫中某個

人物可能的想法。這是一種衡鑑兒童是否能標認及說出想法、並且引導他們去描述想法的方法。

三、思考偏誤（thinking errors）

（一）摘要

認知扭曲可視爲思考偏誤，亦即在知覺事情時容易產生偏見或扭曲。認知扭曲不是輕忽正向事件，就是降低其重要性。這裡介紹六種思考偏誤。「洩氣者」（downers）的特性，他們只注意到負向事件，卻輕忽正向事件（以偏概全、貶抑正面）。「誇大者」（blowing things up）特性的人，他們會過於注意且誇張負向事件（二分法的思考、過度誇張、過度類化）。「預言失敗」（predicting failure）特性的人，他們會預期有壞的事情發生（妄下結論）。具有「情緒化思考」（feeling thoughts）特性的人，他們的思考往往被情緒所淹沒（情緒化推理）。具有「設定自己失敗」（setting yourself up to fail）特性的人，他們往往會設定達不到的標準（不切實際的預期）。最後，具有「自責」（blame me）特性的人，他們會很自動化的預設要如何爲自己的負向事件負責（個人化）。

■標認不同形式的認知扭曲。
■監控想法，並且標認出常見的負向想法。

（二）練習表

「標認思考偏誤」（Identifying Thinking Errors）可協助兒童發現其負向想法，亦可標認兒童常見的負向想法。如果這個方法對兒童適用，而且在治療情境外也不方便使用的話，那麼就可以將它當成臨床唔談的一部分。本書有評量工具，同時可鼓勵兒童標認和評量他（她）有多相信這些負向想法。當檢驗這些想法、標認出思考偏誤、以及再次評量他們腦中的信念有多強後，兒童的想法日記就完成了。然後，利用這些評量開始挑戰兒童二分法的思考型態，並且提供他們想法可隨時間改變的方法。

「你犯了哪些思考偏誤？」（What Thinking Errors Do You Make?）是一種簡便的評估方式，它涵蓋六種不同形式的認知扭曲。它除了提供兒童一個評估他（她）具有哪些認知扭曲的簡短方式外，還提供他（她）最常見的認知扭曲類型。

四、均衡的想法（balanced thinking）

（一）摘要

這裡介紹一個檢查及檢驗兒童負向想法的流程。這個設計可確保他（她）能窺看事情之全貌，而且他們的想法亦是不偏不倚的。這個流程包含幾個具體步驟，用以檢視哪些想法有證據支持和不支持、學習從別人的觀點來看事情，以及檢查思考偏誤。如此作法最終可讓兒童重新建構想法，他們會根據事實產生替代性的、不偏不

倚的想法。

■認知評估（cognitive evaluation）。
■想法檢驗（thought testing）。
■認知重構（cognitive restructuring）。
■均衡的想法。

（二）練習表

「尋找證據」（Looking for Evidence）的目的是用來幫助兒童熟悉「想法檢測」（thought-checking）的流程。先標認出有哪些「活躍」想法，然後評估這些想法有哪些證據支持、哪些證據反對、別人會怎麼說、他們會怎麼跟別人說，以及他們是否有犯任何思考偏誤。先評量信念有多強，然後提供一個客觀的方法來檢驗它們，最後如果這些負向自動化想法被挑戰，那麼它們所造成的困擾將逐漸減少。

「均衡的想法」是挑戰想法流程中，促使認知再建構的最後一步。基於所有的事情都有事實根據，兒童就知道何謂不偏不倚的想法了。

五、核心信念（core beliefs）

（一）摘要

此部分介紹核心信念，以及往下深究「那又怎樣呢」（So What?）的技巧。一般而言，可藉由主動尋找證據來檢驗核心信念是否不被支持。這裡也介紹那些冥頑不靈的核心信念，它們需要被討論，而且還需要拿出來告訴別人。

■標認你的核心信念。
■挑戰和檢驗你的核心信念。

（二）練習表

「標認核心信念」（Identifying Core Beliefs）是一種練習，它可以幫助兒童使用往下深究「那又怎樣呢」的技巧去挖掘他們的核心信念（Burns, 1980）。在每個陳述之後，可以問兒童「那又怎樣呢？」「假如這是真的，對你的意義又為何？」一直到核心信念被標認出來。Greenberger與Padesky（1995）就十分重視那些以絕對方式陳述的核心信念，例如：「我是／我有……」、「別人是／別人有……」等等。

一旦核心信念被標認出來，「挑戰核心信念」（Challenging Core Beliefs）就可以用來檢驗這些信念的正確性。我們可藉由安排

實驗找出任何證據來完成這項工作，不管是多麼微不足道，這個實驗都可以告訴我們，核心信念沒有所謂100%都是真的。最後，「一般信念」（Common Beliefs）則為一種衡鑑方法，它可用來評估十五種兒童的信念的強度。使用想法溫度計（Thought Thermometer），可以測量兒童對於每個陳述之同意程度有多強。它除了提供臨床工作者了解兒童核心信念外，還可幫助兒童發現為什麼他們重複犯同樣的錯誤，或是為什麼他們總是被同樣的負向想法給困住。

六、控制你的想法（controlling your thoughts）

（一）摘要

此部分提供兒童不同的點子和策略，以便用來管理不良的負向情緒。這些策略可以幫助兒童改變或轉移注意力，使他們遠離負向情緒及身體症狀（例如：轉移注意力[distraction]、專注於活動[absorbing activities]）。這些點子可以讓負向的想法停止（思考停止法[thought stopping]）或讓聲音變小（想像練習）。再來，經由養成「正向自我對話」或「因應式自我對話」兩種策略，更可以提升你均衡有益的想法。最後，鼓勵兒童實驗和檢驗他們的預測，看看他們的想法和假設是否正確。

■行為實驗（behavioral experiments）。
■轉移注意力。

■正向日記（positive diaries）。

■正向自我對話。

■因應式自我對話。

■思考停止法。

（二）練習表

「測試你的想法和信念」（Test Your Thoughts and Beliefs）是使用引導的方式幫助兒童設計實驗，藉此來檢驗他（她）常見的想法和信念之正確性。比較實驗預期的結果對於辨認、挑戰和降低潛在的認知扭曲是相當有幫助的。

「思考停止法」是一種很簡單的方法，它可藉由彈手上的護腕提醒兒童停止再去想那些負向想法，並能重新專注於事物上。「關掉錄音帶」（Turn the Tape Off）則是一種想像練習，它比喻想法像是腦海中播放的錄音帶。幫助兒童在腦海中想像一台錄音機，然後運用想像把這台錄音機關掉。對於年幼的兒童，「擔心保險櫃」（Worry Safe）可提供讓想法停止的實際作法。兒童可擁有自己的保險櫃，他（她）可將他（她）的擔心先寄放於保險櫃中。當開始擔心時，鼓勵兒童寫下或畫出他（她）的擔心，然後把它們鎖在保險櫃裡頭。這個保險櫃可在兒童的治療師或是父母在時打開，此方法可以有效的了解到兒童有哪些擔心及其程度為何。「想法挑戰者」（Thought Challenger）可讓思考停止法更進階，亦即藉由停止那些常見的負向想法，以及用更均衡的想法來替代這些負向想法。

有三種方法可讓你的想法更為均衡。「尋找正向」（Looking

for the Positive）是鼓勵兒童或其父母於每天日常活動中積極尋找正向事件。此方法對某些兒童或父母特別有效，像是只過度關注於兒童失敗的地方，或是總覺得事情不對勁的兒童或父母。基於上述問題，「正向自我對話」亦有助於兒童去發掘及認識自己已完成之事，而非偏重於未完成之事。在自我對話過程中，可以鼓勵兒童發現及欣賞自己的成功，替代只偏重於自己未完成的部分。最後，「因應式自我對話」可幫助兒童標認那些令他（她）感到不開心的想法，並且以因應式自我對話來取代這些想法，以協助他（她）感到自己是成功的、放鬆的、不憂心的。

「練習感到成功」（Practice Being Successful）是另一種想像訓練，它可以幫助兒童在面對挑戰和處於困境時仍能保持正向的態度。兒童想像自己是個挑戰者，而且想得越詳細越好，但是這次的想像，是他（她）能應付困難且成功了。

七、你的情緒是如何產生的

（一）摘要

這部分主要聚焦於情緒教育（affective education），其目的乃是增進不同情緒的察覺，以及述說一般常見不愉快的情緒，例如：壓力、憂鬱、生氣。這裡還討論到情緒、想法和行為三者之間的關係。

■情緒教育。

■情緒監控（affective monitoring）。

（二）練習表

兒童林林總總的情緒可以透過「情緒發現者字詞搜尋」（Feeling Finder Word Search）了解到。當兒童在字謎遊戲裡了解到有不同的情緒字詞後，那麼就可以詢問他（她），請他們標認出哪些情緒是常出現的。對於年幼的兒童有個替代方案，是請他們描繪出對於某一個人「我的情緒」（My feelings）。要求兒童標認和說出他（她）的情緒，每個情緒給它一種顏色，然後在練習表的人像上塗上心情顏色，看看這些人他們心裡每個情緒的比重為何。

對於年長的兒童可以經由「當我覺得……會發生什麼」（What happens When I Feel...）的練習表來幫忙他們調整情緒。兒童會被要求標認出他們的臉、身體的形狀，以及當他們感到生氣、傷心、焦慮或開心時他們在做什麼。一旦他們開始描述情緒，請他們評量他們多常有這種情緒，然後可以討論相關的想法和活動。這個簡單的練習可以運用到其他的情緒。對於那些無法描述自己情緒的兒童，請他們去辨認別人的情緒往往是很有效的方法。我們可以從報紙上收集不同情緒表情的照片，然後請兒童看看這些照片裡面的人他們的情緒感受為何。同樣的，臨床工作者可以表演不同的情緒感受，然後邀請兒童來猜猜看。

「情緒到哪兒去了？」（What Feeling Goes Where?）可以用來連接情緒發生的情境，以及發生何事。我們可以給兒童一些情緒和情境的字詞，然後請兒童連連看，把情境和他們在此情境的情緒感

受連起來。另外一種作法是請兒童列出他們生活中最常出現的情緒、最重要的地方，以及最重要的事件。以這些情緒和情境（Feelings and Places）為基礎，兒童就可以選擇在哪一情境下，哪一種情緒最能描述他們的狀態。另外我們可進一步標認在哪些情境／事件下最容易產生最愉快／不愉快的情緒，以了解情緒和情境／事件之間的關聯。

　　最後，會讓兒童感到愉快或不愉快的想法和活動是可以透過「想法和情緒」（Thoughts and Feelings）或「活動和情緒」（Activities and feelings）練習表被標認出來的。

八、控制你的情緒

（一）摘要

　　這裡要介紹控制你不愉快心情的實用方法，例如：肌肉放鬆訓練及立即放鬆活動。教導兒童如何調整呼吸（controlled breathing），以及一些很自然可以讓人安靜下來的活動，例如運動或集中注意力。想像放鬆訓練是藉由想像一個特別安詳的畫面。最後，「火山」被用來作為生氣的比喻，以說明避免火山爆發的重要性。

■情緒管理（affective management）。
■肌肉放鬆訓練。
■調整呼吸。

■想像放鬆訓練（imaginal relaxation）。
■生氣管理（anger management）。

（二）練習表

　　年幼的兒童或許可經由「強烈情緒隔離室」（Feeling Strong Room）來幫忙他們降低不愉快的情緒。這個作法很類似「擔心保險櫃」，就是兒童在強烈情緒隔離室中說出或畫出他（她）不愉快的情緒，使得情緒可以沈澱下來。同樣地，兒童的治療師或是照顧者（父母）可以審視兒童有哪些不愉快的情緒及其程度為何。填寫上「我的放鬆活動」（My Relaxing Activities）的想法泡泡球，可以讓兒童的情緒舒緩下來。

　　「學習放輕鬆」（Learning to Relax）可以藉著玩「老師說」的遊戲，協助年幼的兒童鼓勵讓他們拉緊並放鬆肌肉來達到放鬆的目的。而年長的兒童，則「想像練習」對他們相當有助益，練習表的使用則可以使他們找到「我的放鬆天地」（My Relaxing Place）。當想像的畫面漸漸浮現，盡可能仔細去描述你所看到的畫面，而且還要看看你不同的感官（例如：視覺、嗅覺、觸覺）體驗或察覺到什麼。

　　使用「生氣火山」（Anger Volcano）的比喻讓兒童了解到具有侵略性的情緒爆發。兒童可以將生氣轉化成想法、生理反應、行為，然後依程度從安靜到逐漸完全爆發畫出他們有多生氣。這樣就有他們「生氣火山」的結果了，然後幫助他們了解自己生氣的程度，以便能在生氣的初期預防他們活山完全的爆發。

九、改變你的行為

（一）摘要

　　這裡介紹想法和情緒如何影響你的行為。這裡很強調積極主動，所以建議你第一步就是去參加有趣的活動。重新安排你的活動、將挑戰再細分為更小可行的步驟、漸進暴露及不反應法（graded exposure and response prevention）（譯註：目前針對強迫性疾患特別有效的行為治療技巧，其作法是讓患者處於所害怕的情境中，然後鼓勵患者暴露於那些會讓他害怕所導致的強迫行為，此治療過程需花費很多時間練習及需有耐心及較強的動機來容忍高度焦慮）等方法都可以幫助青少年在生活中重新獲得自我控制。

■活動監控（activity monitoring）。
■活動重新安排（activity rescheduling）。
■階層進展（hierarchy development）。
■系統減敏感。
■不反應法。

（二）練習表

　　兒童在想法泡泡球練習表裡寫下或是畫出他們的想法，可以用來標認「讓我感到愉快的事」（Things That Make Me Feel Good）或

「讓我感到不愉快的事」（Things That Make Me Feel Unpleasant）。以同樣的方法，有趣的活動可以從「我想做的事」（Things I Would Like to Do）裡找到。年長的兒童或許較喜歡「爬樓梯」（Next Step Up the Ladder）的遊戲，這個遊戲除了可以發現他們覺得有趣的活動外，也可以排出問題困難的程度。從簡單的開始，有計畫地鼓勵年長的兒童要越來越主動，而且鼓勵他們繼續爬他（她）的樓梯，一直爬到頂（成功）為止。

我們可以用「活動日記」（Activity Diary）來監控兒童的情緒和活動，活動日記以每個小時為單位記錄兒童做了什麼事，評量他們的心情如何。這樣做或許能找出一些特定的規則，說明兒童在什麼時候或什麼活動中，他們不愉快的情緒最為強烈。之後，就可以幫助兒童重新安排他們的活動，增加他們喜歡的活動，並以不同的方式嘗試探索他（她）所訂定的時間表，以避免某些時間點會引起不愉快的情緒。

「縮小步驟」（Small Steps）的作法是將欲完成的作業或挑戰再細分成許多較小的步驟，以便增加成功率。幫助兒童建立每個步驟的階層順序，從最簡單、最少會引起焦慮反應的步驟開始，待此步驟完成之後便往下一步驟前進。每個「小步驟」都是系統減敏感法方案中的一部分，而「面對你的害怕」（Face Your Fears）則是幫助兒童克服害怕，面對挑戰。「不反應法」的方案也被使用，「拋棄你的習慣」（Dump Your habits）的作法可以幫助兒童增加自己行為的控制，並停止他們的舊習慣。要停止長久養成的習慣是不容易的，兒童需要有人在旁鼓勵及協助他們。

需要提醒的是，當兒童成功時，自我增強和酬賞是相當重要

的，他們成功時需要被鼓勵及慶祝，哪怕只是小小的成功而已。

十、學習解決問題

（一）摘要

　　這裡指出三個常出現問題的原因：缺乏思考的行動、情緒化、無法看見其他解決方法。因此，這裡提供一些解決問題的方法，以及一個自我指示的交通燈號模式「停、計畫、行動」。替代性思考（alternative thinking）及列舉性思考（consequential thinking）（譯註：意指在某些情境，有能力評估和重新選擇我們不同的想法、情緒、行為）在此十分重要，一些新的解決問題技巧也會被討論到。最後，練習新學到的技巧（包括想像和日常生活二者）也是相當重要的。

　　■替代性思考。
　　■列舉性思考。
　　■自我指示練習（self-instructional training）。

（二）練習表

　　「尋找解決方法」（Looking for Solutions），它是以「想法泡泡球」方式提供年幼的兒童在面臨問題時可以有哪些不同的想法來解決問題。年長的兒童則可經由「標認可能解決的方法」

（Identifying Possible Solutions）之方式，來提供替代性解決問題的方法。兒童會在每個句子的結尾被詢問到「或是」、「還有呢」來產生他們解決問題可能的不同方案。一旦找出這些替代方案，列舉性思考就可以經由「我的解決方法之結果是什麼」（What are the Consequences of My Solutions）而產生。這裡，教導兒童一個解決問題的取向，這個取向可以標認及評估每個方案帶來的正向與負向結果，這樣做可以幫助他們找到解決問題最佳的方式。

「自我指示取向」為一種問題解決方式，它可以幫助兒童學會「停、計畫、行動」。交通燈號的圖像用來幫助兒童學習停下來，決定行動的計畫，然後才去執行這個計畫。最後，「告訴你自己，可以辦得到」（Talk Yourself through It）則提供另一種幫助兒童解決問題的方法。兒童可藉由觀察或聆聽別人如何成功地因應，來內化自己解決問題的成功之道。起初，兒童大聲對自己說出解決方案，之後逐漸讓音量變小，最後解決方案就會慢慢內化到他們心中。

Chapter 4

想法、情緒和行為

每天生活中都會有些瑣事和問題，我們的父母、朋友、男／女朋友、學校或工作，多多少少都會引發一些問題，有時我們可以很幸運地應付這些問題，快速成功地把它解決。

但是有些問題似乎特別困難，可能是因為：

→它們不斷出現。

→它們已經持續一段時間。

→它們很難阻擋。

→它們深深影響著你。

有時這些問題占滿了你的生活，生活因此變得更不快樂。

神奇循環

「想得好—感覺棒」的目的在幫助你學習有用的方法來處理你的情緒，這是源自於「認知行為治療」（cognitive behavior therapy, CBT），這是一種幫助人們解決問題的有效方式，而且能探索下列三者間的重要關係：

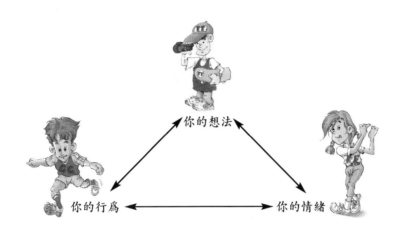

我們將會對它們之間的連結有更多的認識，下面的例子也許可以幫你了解它是如何運作的：

→ **想到**你不擅於和別人交談，會使你**覺得**和朋友出去時很緊張焦慮，你將會表現得**很安靜**，且更少**說話**。

→ **想到**沒有一個人喜歡你，會使你**覺得**難過，你將會自己一個人**待在家裡**。

→ **想到**自己沒有一件事做對，會使你**覺得**生氣，你將會**放棄嘗試，什麼都不做**。

在這些例子中，我們的想法通常會神奇地實現，但真的是這樣嗎？我們真的能正確地預測未來會發生什麼事嗎？

「想得好—感覺棒」將會幫你探索這個問題，而且讓你了解，有時你可能沒有看到事件的全貌，你可能只

聚焦於事件的某個部分，而這個部分通常是錯誤的。

甚至你經常不了解自己在做什麼，因為這已成為生活的一部分。要嘗試用不同的面向看事件，或用不同的方式思考事件並不容易，所以你更需要「想得好—感覺棒」的幫助。

想法追蹤者會幫你檢視你是如何想的。

情緒發現者會幫你找出你的感受。

行為捕捉者會幫你改變你的行為。

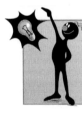

「想得好—感覺棒」將讓你了解到你的想法會影響事件的發生，也許你可以經由正向思考，對你生活中發生的事情，擁有更多控制權。

你的想法

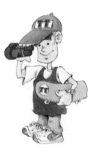

我們的思考總是很忙碌，當有一個想法消逝時，另一個想法立刻接踵而至，我們不斷出現各種想法。

有些想法是關於我們看待自己的方式：

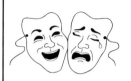
→ 我很胖。

→ 我有許多朋友。

→ 我的脾氣不好。

有些想法是關於我們評價自己的行為表現：
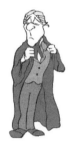
→ 我很不會管理自己。

→ 我擅長體育。

→ 我很會交朋友。

有些想法是關於我們看待未來的方式：

→ 再也沒有人會想找我出去。

→ 我以後考不上大學。

→ 當我三十歲時，我會成為百萬富翁。

核心信念

我們看待自己、評價自我表現、看待未來的方式，會隨著時間發展而形成強烈的思考型態，這些思考型態是非常固著的，成為我們的核心信念。核心信念通常化身為簡短的描述句：

→ 我很仁慈。

→ 我工作努力。

→ 我成功了。

信念和預設

核心信念是有用的，它幫我們預測並判斷生活中會發生什麼，這就像「如果／然後」的想法：

➔ **如果**我很仁慈（核心信念），**然後**其他人就會喜歡我（預設）。

➔ **如果**我工作努力（核心信念），**然後**我就能得到一份好的工作（預設）。

➔ **如果**我成功了（核心信念），**然後**我會很開心（預設）。

⊃ 沒有幫助的信念和預設

有許多核心信念是有幫助的，但也有一些核心信念是無用的，它會阻礙我們去做正確的選擇，並引導我們對生活形成錯誤的預設，例子如下：

➔ 我所做的每件事都要很完美。

➔ 我總是做錯事。

➔ 沒有一個人會愛我。

上述這些核心信念通常使你更失敗，心情更糟糕，而且會限制你的行動，它會引導你認為負向的事情真的會發生。

→如果你的**信念**是「我所做的每件事都要很完美」，將會使你**預設**你所做的都不夠好，你的行為會不斷重複去做每件工作，你的感受是覺得有壓力、不快樂。

→如果你的**信念**是「我總是做錯事」，將會使你**預設**努力是沒有用的，你的感受是覺得很難過，你的行為會變得對你的工作缺乏動機與興趣。

→如果你的**信念**是「沒有一個人會愛我」，將會使你**預設**別人總是嘲笑你，你的感受是覺得很生氣，你的行為會變得攻擊粗暴。

➲核心信念和預設是相當根深蒂固的

核心信念和預設通常是相當根深蒂固的，它們往往難以挑戰和改變，任何質疑它們的證據都會被忽視，會被認為不重要而拋棄它。

→若女孩相信「沒有一個人會愛我」，她將會拒絕所有來自父母愛的訊息，認為他們不是真正關心她。

→任何微小的線索，若能支持她的信念，她都視為證據。若父母某天很忙沒時間幫她做某件小事，她就認定父母不關心她。

想得好，感覺棒──兒童青少年認知行為治療學習手冊

重要事件

　　這些核心信念和預設會在我們思考某些事件之前就出現，它們通常被某些重要事件或經驗引發出來。

→ 若要求你完成你的家庭作業，將會引發你的核心信念：「我所做的每件事都要很完美」，以及你的預設：「我從來不曾做得很好」。

→ 沒通過駕照考試，將會引發你的核心信念：「我總是做錯事」，以及你的預設：「努力是沒有用的」。

→ 你的情人和你分手，將會引發你的核心信念：「沒有一個人會愛我」，以及你的預設：「別人總是傷害我」。

自動化思考

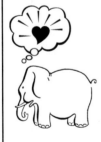

　　一旦核心信念和假設被誘發出來後，會產生自動化思考。

　　這些思考會流向大腦，並對發生的事給予評論。

　　這些思考有許多是針對自己的，且有些是負面、批判的。

→ 若要求你完成你的家庭作業，將會引發你的自動

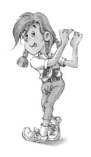

化思考：「我不知道該怎麼做」、「這做得不夠好」、「老師一定希望我做得更好」。

➡沒通過駕照考試，將會引發你的自動化思考：「我就知道我會失敗」、「我以後再也不能開車了」。

➡失戀引發的自動化思考是「這段感情不會持久」、「他們只是玩弄我的感情」、「我不可能再交到別的男／女朋友」。

你的情緒

我們的想法會影響我們的情緒，我們的思考會導致不同的情緒感受。

正向或美好的想法會產生愉快的情緒。

➡你的想法如果是：「我真的很期待這次聚會」，將會使你覺得很「快樂」。

➡你的想法如果是：「雖然我們輸了，可是我玩得很快樂」，將會使你覺得很「高興」。

➡你的想法如果是：「我穿這些衣服很好看」，將會使你覺得很「愉快」。

有時我們也會有許多負面想法，這些負面想法會導致不愉快的情緒。

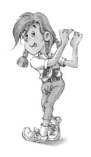

4

→你的想法如果是：「我猜沒有人會來參加我的聚會」，將會使你覺得很「焦慮」。

→你的想法如果是：「我們又輸了，我們不可能贏的」，將會使你覺得很「沮喪」。

→你的想法如果是：「我不喜歡這些衣服」，將會使你覺得很「厭煩」。

也許這些情緒並不強烈，或不會持續很久，甚至你可能沒有察覺到。

但有時候，這些不愉快的情緒會占據你，它變得非常強烈且持續存在。

而人們最常注意到的不愉快情緒是壓力、生氣和不快樂。

你的行為

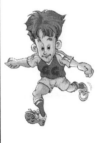

如果這些感受持續存在且越來越強烈，它們就開始對你的行為產生影響。我們都希望感覺很好，所以我們通常會多做一些讓自己愉快的事情，而少做一些讓自己不快樂的事。

→如果你對於和別人交談覺得很「焦慮」，你將會「逃避外出或拒絕朋友的邀約」，當你越遠離人群，你就更焦慮。

→如果你在學校覺得很「不快樂」，你將會「不去

上學」，你覺得待在家裡較自在。

→如果你對於別人批評你的表現覺得很「生氣」，你將會「放棄努力表現」。

你的想法和感受會透過一些方式影響你的行為，例如：

→**放棄**而且停止去做。
→**逃避**困難的情境。
→**拒絕**嘗試新事物。

這些改變將會證明我們的想法是正確的！

→無法專心思考，結果驗證想法「我無法通過這次考試」。
→整天待在家裡，結果驗證想法「沒有人喜歡我，我沒有任何朋友」。
→失眠或體重增加，結果驗證想法「沒有人想要邀我出去」。

停下來！讓我們再看一次！
你會發現你落入陷阱當中。
你只尋找支持你負向想法的證據。

→你發現你今天無法專心，因為你昨晚睡不好。但是，通常當你睡個好覺，你就能專注心力。
→你昨天待在家裡一整天，但是明天你已經安排好

要和朋友一同外出。

→你胖了兩公斤，但是看起來並不明顯，你最喜歡
的衣服還能穿得下。

你的想法會很神奇的實現，特別是當你只尋找支持
它的證據時，但是，有可能你只看到事情的單一層面，
而忽略了其他層面。

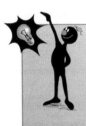

我們需要打破這種不快樂的循環。

我們需要學習辨識、質疑並驗證這些負向想法。

學習發展出更平衡的思考方式，會使你感覺更美
好，且使你做出生活當中更正確的抉擇。

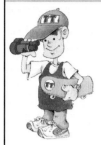

Think Good - Feel Good
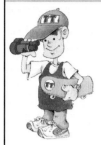

練習一：想法、情緒和行為：當它們遇在一起時

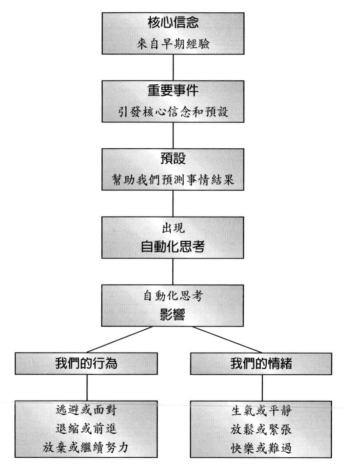

4 想法、情緒和行為

79

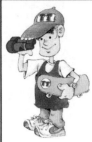

練習二：神奇迴環

　　請回想你最近剛發生過非常愉快的事情，把它寫或畫在圓圈裡：

➔ 你想到什麼？

➔ 你做了什麼？

➔ 你的情緒是什麼？

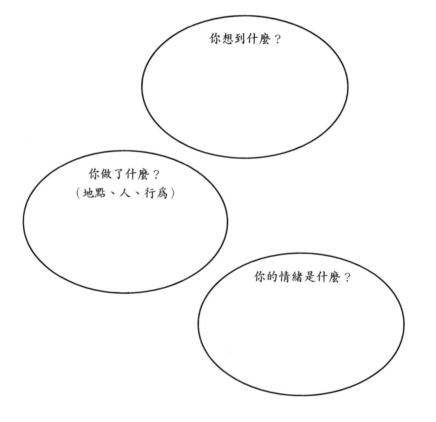

你想到什麼？

你做了什麼？
（地點、人、行為）

你的情緒是什麼？

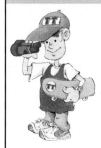

練習三：負向陷阱

請回想一件你最近最痛苦的情境，把它寫下或畫下來：

→發生了什麼？

→你的情緒是什麼？

→當你在那個情境時你的想法是什麼？

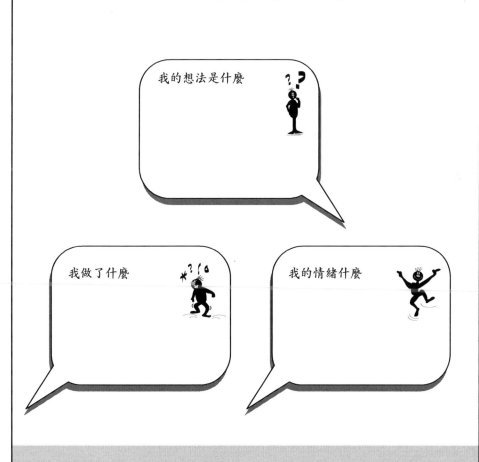

我的想法是什麼

我做了什麼

我的情緒什麼

想得好，感覺棒——兒童青少年認知行為治療學習手冊

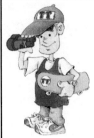

練習四：「如果／然後」測驗

試試「如果／然後」練習，你會出現哪些想法？

如果	我是很棒的	然後
如果	我有了麻煩	然後
如果	我做錯事	然後
如果	我很努力	然後
如果	我沒有朋友	然後
如果	大家喜歡我	然後
如果	我使別人快樂	然後
如果	我使父母失望	然後
如果	我不禮貌	然後
如果	我是成功的	然後

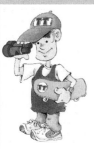

練習五：我的想法、我的行為或 我的情緒

這些是你的想法、情緒或行為嗎？

我又做錯了

生氣

難過

去上學

和朋友玩耍

這眞好

我會讓人們快樂

受苦

沒有人可以依靠

大家不喜歡我

洗個舒服的澡

快樂

喝杯茶

沒有人想成爲我的朋友

壓力

害怕

我考試都考不好

逛街

4

想法、情緒和行爲

Chapter 5

自動化想法

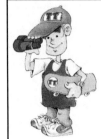

整天當中，有些想法很快的閃過你的腦袋，我們稱之為「自動化想法」。它們快速的告訴你發生什麼事，及你應該做什麼。我們無時無刻都有這些想法，它們是非常重要的，因為這些想法會影響我們該怎麼做，以及我們的感覺。

我、我做了什麼、我的未來

自動化想法最有趣的地方是關於「你」的部分。它們可能以下列的任何形式出現。

⊃ 你怎麼看自己

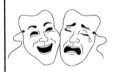

→ 我是聰明的。

→ 我比不上別人。

→ 我長得很好看。

⊃ 你怎麼評斷自己

→ 我會搞砸每件事情。

→ 運動方面我無能為力。

→ 我對數學考試很拿手。

⊃ 你怎麼看未來

→ 有一天我會安頓下來的。

→ 我不可能會快樂的。

→離開校園後，有很多事情等著我去做。

這些想法就像建房子的磚塊一樣形成你怎麼看自己的全貌。它們形塑你怎麼想自己、你怎麼評斷自己，以及你對自己未來的期望是什麼。

這些想法有的是正向的。

→我很精通某項運動。

→今天晚上我與朋友共同度過一段很棒的時光。

→麥可好像喜歡我。

這些想法可能鼓勵你：

→持續練習和從事某項運動。

→安排下一次與朋友的聚會。

→邀請麥可，以及花一些時間與他相處。

自動化想法也有可能是負向的。

→我在這項運動上，實在表現得很糟糕。

→今晚沒有任何一位朋友跟我講話。

→我不確定，但我認為麥可不會喜歡我。

負向自動化想法可能讓你停止做某事，或是逃避做某事。你可能開始：

→錯過該練習的時間。

→變得很懶得跟朋友出去或是去拜訪朋友。

➔假設你預知麥可會在哪裡出現，你就會避免出現在那裡。

通常我們的正向與負向自動化想法都會混在一起出現。大部分的人如果能夠同時看到正負兩邊的想法，那麼最後也較能有均衡的決定與判斷。

不過有些人就是很難看到正向的部分。他們似乎透過「負向眼鏡」看事情，所以只看到或聽到那些不對的部分。

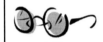

➔他們的想法大都非常負向。

➔他們很難去想、去聽、去看那些發生在自己身上的好事情。

➔他們不了解任何正向的技巧。

➔他們對未來的看法很悲觀，也不太相信自己會成功。

對於某些人而言，他們只會用這種思考方式，以致他們的自動化想法永遠是負向的。

為什麼我聽到我的負向想法呢？

為了了解這些負向想法，我們需要好好來學習認識這些負向的自動化想法。它們有一些共同的特性。

➔自動化：它們就這樣發生了。它們不用你特別去

想就自動地跳進來了。

→扭曲的：當你停下來檢查看看，你會發現它們往往不符合現實。

→連續的：你無法選擇要不要它們，好像沒有那麼容易把它們關掉。

→好像是眞的：它們似乎理所當然，所以你會毫不挑戰它們或質疑它們的眞假。

→由於我們的自動化想法似乎非常合理，想當然爾我們就聽它們的。

→我們變得對它們很熟悉，因爲我們常常聽到它們。

→你越常聽到它們，你就越會相信並且接受它們是眞的。

我們的負向想法就像錄音帶一樣，不停地在我們的腦海裡播放。

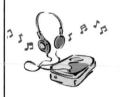

→這想法不斷地播放著。

→這錄音帶從來沒有換過。

→音量從來沒有變小過。

→錄音帶別人也從未聽過。

負向陷阱

這些負向自動化想法實在對我們沒有任何助益，而

且到頭來我們還會掉入負向的陷阱裡頭。

→我們的負向想法讓我們不開心。

→我們不愉快的心情阻礙我們做事。

→事情做得少，反而讓我們花費更多的時間去想我們哪裡做錯，哪裡不對。

→這樣更加深我們的負向想法

所以就這樣一直持續下去，一直持續下去。

負向循環

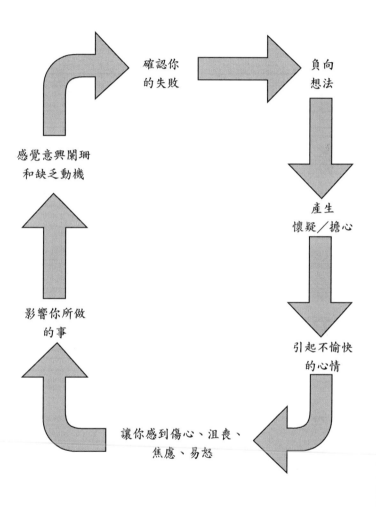

確認你
的失敗

負向
想法

感覺意興闌珊
和缺乏動機

產生
懷疑／擔心

影響你所做
的事

引起不愉快
的心情

讓你感到傷心、沮喪、
焦慮、易怒

「活躍」的想法

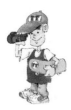

我們無時無刻都有自動化想法。然而，我們需要辨認出我們的「活躍」想法，亦即那些最常發生，或是最強的想法。為了要達到此目標，我們需要「想法追蹤者」的幫忙。

就像先前我們看到的，我們的自動化想法看起來似乎很合理。我們總是毫無疑問的接受它們是眞的，甚至我們常常忽略它們的存在。我們需要「想法追蹤者」幫我們去找出那些負向且偏差的想法。「想法追蹤者」幫我們察看我們是否看到了事情的全貌，或是我們只將注意力放在事情的一小部分而已。

最好的一個方法就是去尋找那些會激起最強烈情緒的想法，這些就是所謂的「活躍」想法。當你注意到你的感覺有變化時，想想那是什麼時候。試試看當你有這種感覺時，是什麼樣的想法閃過你的腦海。下面的問題可能對你找到這些想法有幫助。

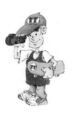

➔當你開始有這種感覺時，你都在想些什麼？

➔當你這種感覺變得很強烈時，你都在想些什麼？

➔當你這樣想時，接下來會發生什麼事？

➔你認爲這樣的想法會有什麼後果？

➔當這樣的情形發生時，你認爲別人會怎麼說？

莎拉變得煩躁起來

　　莎拉在等公車時，她注意到自己突然變得非常煩躁及傷心。「想法追蹤者」幫忙莎拉釐清在那時候她有哪些「活躍」的自動化想法閃過腦海。

→ 當你開始有這樣的感覺時，你在想什麼？莎拉在想昨天晚上在舞廳認識的男孩。她很喜歡他，很想再見到他。然而，莎拉開始擔心以後再也沒有機會見到他。

→ 當你這樣的感覺變得非常強烈時，你在想什麼？莎拉在想，他不再出現的所有可能的理由。她想「他離開的時候，好像沒有很注意我」、「沒有問我的電話號碼」、「我認為他只是禮貌性的回應，他不是真的很想再見到我」。

→ 當你這樣想時，接下來會發生什麼事？莎拉會說服自己，認為他不會再出現。

→ 你認為這樣的想法會有什麼後果？莎拉會認為這件事情只是她一廂情願的想法。

→ 當這樣的情形發生時，你認為別人會怎麼說？莎拉對這件事情過於大驚小怪，而且她的朋友會很有興趣知道發生了什麼事。她開始擔心該怎麼去解釋這件事情，她認為他們都會笑她怎麼會這樣想。

負向的景象一直在莎拉腦海中重複上演。她越這樣想，她的感覺就會越糟，而且她就會越容易相信這件事情真的會發生。

我們一點都不會感到訝異，莎拉為何會變得如此煩躁和傷心。因為可以理解的是，所有的事情就是這麼開始的。

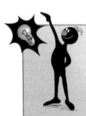

→ 我們有一些自動化的想法會持續跑進我們的腦海裡。

→ 大部分這些想法都跟我們有關。

→ 有些想法是負向的，而且還會讓我們感到不愉快。

→ 認清楚我們的負向想法，是學習把心情變好的第一步。

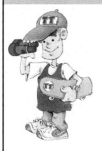

練習一：想法和情緒（一）

你需要發覺更多你的負向自動化想法，以及它們對你的影響。

在一整個禮拜的行為日記中，你在任何時間注意到負向「活躍」想法，或是注意到很強的不愉快情緒，將它們記錄下來。當它發生的時候，就把它寫下來。

→ 日期和時間。

→ 描述一下發生了什麼事、有誰在那裡、什麼時候、在哪裡發生的。

→ 你有什麼想法？在那時候，你腦海閃過什麼想法？正確地寫下你的想法，先不要感到不好意思。

→ 這個想法讓你感覺如何？

不要擔心寫錯字。只要你記得你寫了什麼，或是看得懂就行，不要太計較錯別字。

想得好，感覺棒——兒童青少年認知行為治療學習手冊

Think Good - Feel Good

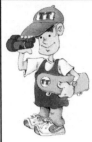

練習二：想法和情緒（二）

日期時間	情境 人、事、時、地	想法 你的「活躍」想法 是什麼？	情緒 你的感覺如何？

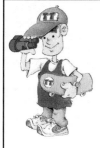

練習三：我的「活躍」想法

在下星期的整個星期中，仔細地檢查你的負向「活躍」的想法，並且記錄關於下面三件事，你最常出現的三種想法。

關於你自己的想法

1

2

3

關於你做的事情的想法

1

2

3

關於你的未來的想法

1

2

3

5

自動化想法

想得好，感覺棒──兒童青少年認知行為治療學習手冊

練習四：關於「自己很棒」的想法

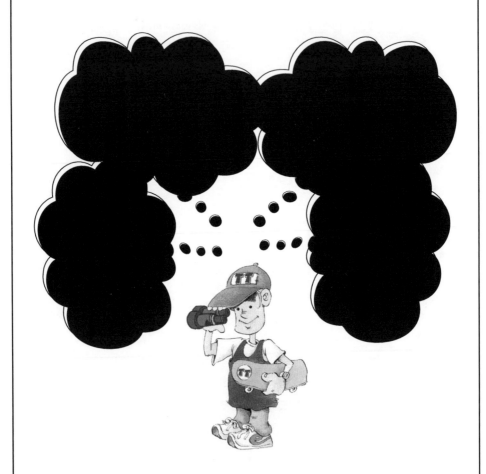

在這些想法泡泡球上，填上一些你覺得「自己很棒」的想法。你可以用寫的，也可以用畫的。

練習五：關於「我的未來」很棒的想法

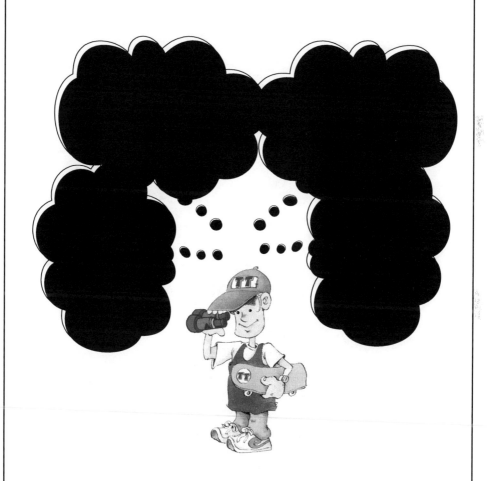

在這些想法泡泡球上，填上一些關於「我的未來」很棒的想法。你可以用寫的，也可以用畫的。

想得好，感覺棒──兒童青少年認知行為治療學習手冊

練習六：討厭自己的想法

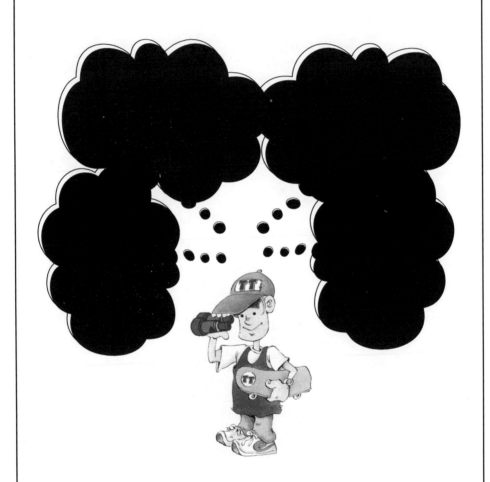

在這些想法泡泡球上，填上一些你討厭自己的想法。你可以用寫的，也可以用畫的。

5

自動化想法

練習七：擔心「我該怎麼辦」的想法

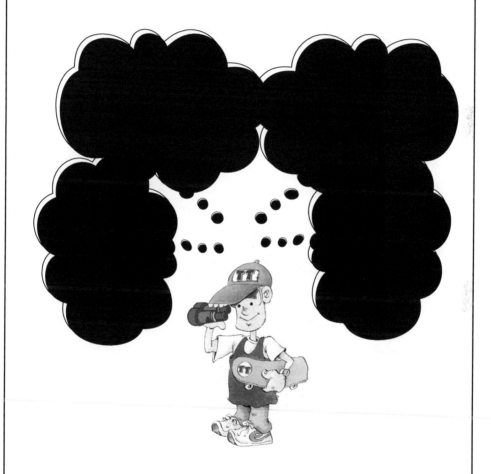

在這些想法泡泡球上，填上你擔心應該怎麼樣做的想法。你可以用寫的，也可以用畫的。

想得好，感覺棒—兒童青少年認知行為治療學習手冊

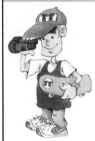

練習八：他們在想什麼（一）

　　填上這些想法泡泡球，你認為這些人在想什麼呢？你可以用寫的，也可以用畫的。

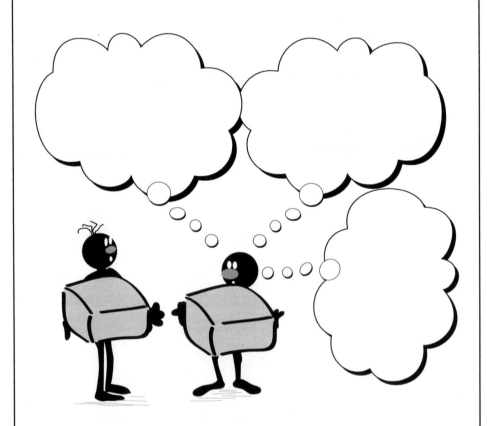

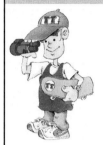

練習九：他們在想什麼？（二）

　　填上這些想法泡泡球，你認為這隻貓和這隻老鼠在想什麼呢？你可以用寫的，也可以用畫的。

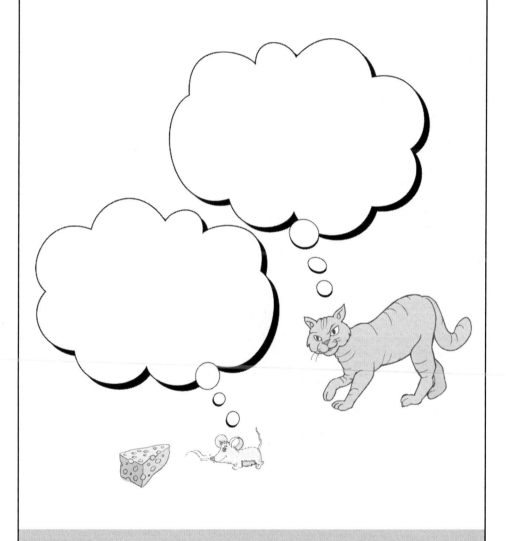

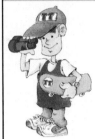

練習十：他們在想什麼？（三）

　　填上這些想法泡泡球，你認為這個人在想哪些事情呢？你可以用寫的，也可以用畫的。

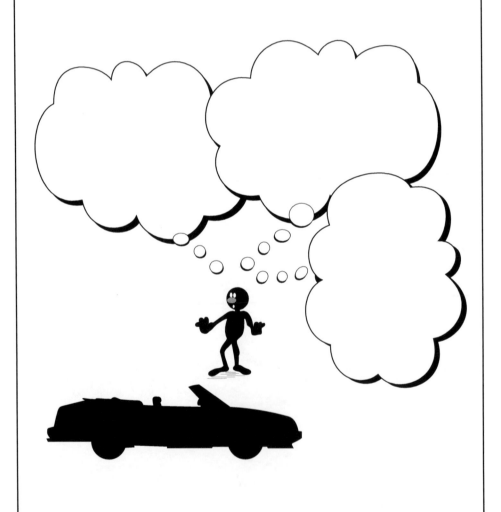

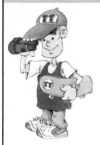

練習十一：他們在想什麼（四）

　　填上這些想法泡泡球，你認為這隻貓會怎麼想這隻狗呢？你可以用寫的，也可以用畫的。

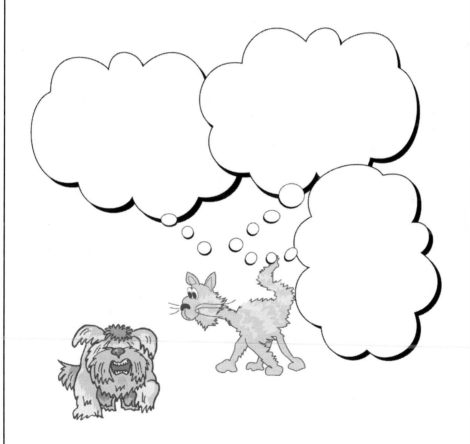

Chapter **6**

思考偏誤

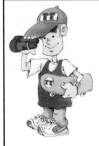

我們開始發現我們有些自動化思考是沒有幫助的，它會使我們感到不舒服，且阻礙我們行動，這種負向自動化思考會持續迴繞在我們的腦海中，而且我們很少停下來挑戰它或質疑它。事實上，我們經常在做相反的事——我們不斷聽到這些想法，我們就越相信它，我們會尋找更多的證據來證明它的存在。

這些就是思考偏誤，以下將介紹六種常見的思考偏誤。

洩氣者（the downers）

有這種思考偏誤的人只注重負向的結果，只看到錯誤或失敗，對於任何正向訊息都忽略它、不相信它或貶低它，洩氣者又可分為兩種類型。

⊃ 負向眼鏡（negative glasses）

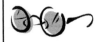

負向眼鏡只讓你看到事件的一部分——特別是負向的部分！

如果你擁有快樂時光，或經歷了美好的事情，負向眼鏡只會發現事情錯誤或做得不夠好的部分，使你只會注意和記住負面的事情。

→例如：你今天和朋友在一起度過美好的一天，但是在午餐時間你最喜歡的那家餐廳客滿了，

想得好，感覺棒——兒童青少年認知行為治療學習手冊

當別人問你今天過得好嗎？你回答：「不好，因為我們不能去這家餐廳！」

⊃ 忽視正向（positive doesn't count）

具有這種思考偏誤的人，任何正向訊息都會被忽視、被否定。

→例如：聽到有人要跟自己一起出去，便認為「那些人一定是找不到其他玩伴，才來找我。」

→例如：數學考試考得很好，卻貶低自我為「不是我厲害，只是題目太簡單了，我們早就學過了！」

誇大化（blowing things up）

第二種思考偏誤是將負向事物誇大化、嚴重化。這包括三種類型。

⊃ 全有或全無的思考（非黑即白）（all-or-nothing thinking）

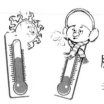

每件事都從全有或全無的角度思考，不是處在熱騰騰的沸點就是處在冷冰冰的冰點，不會出現任何介於兩者之間的事情。

→例如：你和你最要好的朋友有不同意見，你心

想：「他再也不是我的朋友了！」

假如你落入追求完美的陷阱中，你將認為自己是個失敗者。

➔例如：數學考72分，你心想：「我總是考不好，我要放棄數學了！」

○放大負面效果（magnifying the negative）

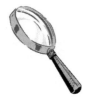

具有這種思考偏誤的人，會膨脹負面事件的嚴重性。

➔例如：「我忘了他的名字，**每個人**都在看著我且嘲笑我。」

➔例如：「我的書掉下來，**全班的人**都在看我。」

○滾雪球（snowballing）

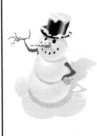

具有這種思考偏誤的人，對於單一的負向事件會很快發展成永無止境的自我挫敗，就像看到天空中的第一片烏雲就認為暴風雨要來了。

➔例如：沒有被選上運動校隊，你心想：「我體育不好，數學又不好，我什麼事都不會做！」

預言失敗 (predicting failure)

另一種思考偏誤是對結果的期待，這種錯誤通常是預期失敗，且期待錯誤出現，它可能以兩種形式出現：

⊃ 讀心術 (the mind-reader)

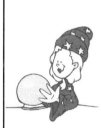

具有這種思考偏誤的人，會覺得他知道別人在想什麼。

➔ 例如：「我知道他是不喜歡我的。」
➔ 例如：「我猜每個人都在嘲笑我。」

⊃ 算命師 (the fortune-teller)

具有這種思考偏誤的人，會覺得他知道什麼事情會發生。

➔ 例如：「如果我們一起出去的話，我會從頭到尾都坐在那裡。」
➔ 例如：「我知道我不可能完成這件事的。」

情緒化思考 (feeling thoughts)

具有這種思考偏誤的人，情緒反應強烈且情緒引導思考和視野。思考受情緒主導而不是根據事實做判斷。

⊃情緒化推理（emotional thinking）

當你覺得難過、低潮時，你會假設每件事都很糟糕，你的情緒霸占了你，且淹沒了你的思考。

⊃廢物標籤（dustbin labels）

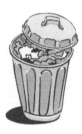

你為自己貼上「廢物」的標籤，並且認為你所做的每件事都是垃圾。

→例如：「我是個失敗者。」

→例如：「我無藥可救。」

→例如：「我是廢物。」

設定自己失敗（setting yourself up to fail）

這種錯誤是有關於我們對自己所設定的標準或期待，通常目標太高，不可能達成，結果是讓自己落入失敗中。我們會對自己的失敗或錯誤過度敏銳，這些想法通常會用下列的句子開始：

→我應該；

→我必須；

→我不應該；

→我不能。

它使我們設定了不可能達到的標準。

自責（blame me）

有時我們認為自己必須為負向結果負責，即使我們完全無法掌控。事情錯誤是來自於我們。

➔例如：「我一上公車，就把它弄破了！」

➔例如：如果你的朋友沒有看到你，從你身邊經過沒有和你說話，你會認為：「我一定說了什麼得罪他。」

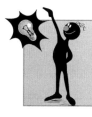
每個人在某些時候都可能會犯這些錯誤，但是若是它經常出現，而且它已經阻礙你去做生活中你能做的和你想做的事情時，問題就因此展開。

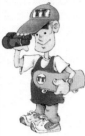

練習一：標認思考偏誤

寫日記，當你發現你有負向想法時，把它寫下來，記錄它是如何發生的，以及你的感受是什麼。

運用129頁的「想法溫度計」測量你的負向想法得幾分。

第二天，再重新看一次你的日記，把日記中的最後一欄填上。

→你是否出現思考偏誤？

→是哪些思考偏誤？

→哪些較多？哪些較少？

→最後，再用想法溫度計測量一次現在的負向想法得幾分。

想得好，感覺棒——兒童青少年認知行為治療學習手冊

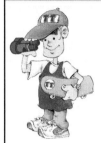

生活日記

日期 時間	情境 人、事、時、地	想法 你的想法 你的確信程度？	情緒 你的情緒	偏誤 你有哪些思考偏誤？ 你現在的確信程度？

想
得
好
，
感
覺
棒
──
兒
童
青
少
年
認
知
行
為
治
療
學
習
手
冊

練習二：你犯了哪些思考偏誤？

➲洩氣者

➔你執著於已經發生的不好事情嗎？

從不　　偶爾　　經常　　總是

➔你執著於已經發生的錯誤或不夠完美之處嗎？

從不　　偶爾　　經常　　總是

➔你忽略已經發生的美好或正向的事物嗎？

從不　　偶爾　　經常　　總是

➔你貶低已經發生的美好事物嗎？

從不　　偶爾　　經常　　總是

➲誇大化

➔你有「非黑即白」的思考嗎？

從不　　偶爾　　經常　　總是

➔你誇大或膨脹已經發生的錯誤嗎？

從不　　偶爾　　經常　　總是

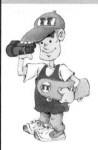

➜你把單一的負向事件看成全盤皆輸嗎？

　　從不　　偶爾　　經常　　總是

⊃預言失敗

➜你認為你知道別人怎麼看待你嗎？

　　從不　　偶爾　　經常　　總是

➜你預測事情的結果是失敗的嗎？

　　從不　　偶爾　　經常　　總是

⊃情緒化思考

➜你認為自己很笨或很差勁嗎？

　　從不　　偶爾　　經常　　總是

➜你認為自己是個失敗者嗎？

　　從不　　偶爾　　經常　　總是

⊃設定自己失敗

➜你認為事情做得不夠完美嗎？

　　從不　　偶爾　　經常　　總是

6
思考偏誤

➔你認為自己「應該」如何嗎？

　　從不　　偶爾　　經常　　總是

➔你告訴自己「必須」如何嗎？

　　從不　　偶爾　　經常　　總是

➲自責

➔你為已經發生的事情或錯誤責備自己嗎？

　　從不　　偶爾　　經常　　總是

Chapter 7

均衡的想法

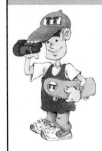

我們常常被卡在負向想法的陷阱中，而且一而再地犯同樣的思考偏誤。我們越常犯這樣的偏誤，我們就越容易相信我們的負面想法，也越覺得這些想法難以挑戰，難以用不同的觀點來看事情。

為了打破這個循環，我們必須學會找出我們的負向想法，並且挑戰它們。藉由這麼做，可以讓我們獲得較平衡的觀點來看事情。

「均衡的想法」確實很難，因為你並不習慣這麼做。

這時候「想法追蹤者」可以來幫助你。「想法追蹤者」建議，問自己一些問題或許可以幫助你獲得一個較均衡的觀點，而且還可以挑戰你的負向想法。

🔍 有什麼證據可以支持這些想法？

🔍 有什麼證據可以質疑這些想法？

🔍 我最好的朋友、老師、爸媽聽我用這種方式想事情，他們會怎麼說？

🔍 假如我最要好的朋友，他／她有這種想法，我會怎麼告訴他／她呢？

🔍 我有沒有犯任何思考偏誤呢？

→我是一個「洩氣者」，而且我忽略任何的優點（負向眼鏡或忽視正向）？

→我是一個「誇大者」（全有或全無思考、放大負面效果，或是像滾雪球般把問題越滾越大）？

→我是一個「預言失敗者」（讀心術或算命師）？

→我有情緒化思考（情緒化推理、廢物標籤）？

→我會「設定自己失敗」？

→總是「自責」什麼事情都做不好？

> 均衡的想法不是要合理化你的想法。
>
> 均衡的想法不是要你看每件事情都是正向的。
>
> 均衡的想法是尋找新的訊息，讓你有不同以往的觀點。

　　我們的想法必須符合現實。除此之外，我們如果認為所有的事情都是沒有問題的，這只是欺騙自己而已，而且它也不可能發生。

所以可以怎麼做？

西塔的學校作業

　　當西塔注意到自己越來越傷心和感覺煩悶時，她正好在看電視。目前電視上所播的是她最喜歡的節目之一，但是她幾乎沒辦法看。她正在想著其他的事情。「想法追蹤者」幫助西塔了解並寫下她以下的想法：

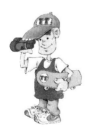

「　←我把所有的事情弄得一團糟。

　←我的考試是不可能通過的。

←即使我現在開始唸書，也為時已晚。

　←我真是個笨蛋。」

　　現在西塔了解這些想法是讓她不快樂的原因。下一個階段就是檢視西塔是否有看到事情的全貌。她使用一些「想法追蹤者」的提問方式去發現，是否這些是均衡的想法。

→ 有什麼證據可以支持這些想法？西塔在那個晚上已經試圖要去完成她的數學家庭作業，而且不管她怎麼做，似乎就是無法完成它。

→ 她最好的朋友克萊兒會怎麼說？「妳知道數學不是妳最強的科目，但是妳總是可以通過考試。在其他許多事情上妳是很頂尖的。」

→ 她的數學老師會怎麼説？「我們今天才開始這個作業，我認為全班同學都還需要花一段時間才能完全了解。」

→ 西塔犯了哪些認知偏誤？

　1. 誇大者

　　全有或全無的思考：由無法完成數學作業，推導至無法通過考試。

　　滾雪球效應：在數學作業這件事情失敗，就表示所有的事情也會一塌糊塗。

　2. 洩氣者

　　負向眼鏡：沒有看到自己在其他功課上是班

上表現非常傑出的。

3. 情緒化思考

廢物標籤：當她的好朋友和老師都說她很聰明時，她還是認為自己很笨。

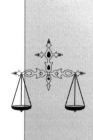

藉由停止和挑戰負面想法，西塔認識到她看事情只看一半。雖然她不知道數學作業怎麼做，但那是新的課程。數學雖然對她來講是最困難的，但最後她總是有辦法能讓它過關。最後，西塔了解到她在其他科目上表現得非常棒，所以更沒有理由去相信她未來會是一塌糊塗。

亞當的朋友

亞當很緊張地躺在床上。「想法追蹤者」要來幫助亞當確認他腦海中閃現的想法：

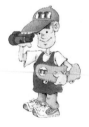

「 ←麥可不再喜歡我了。

←他想要一個人。

←我太無趣、太嚴肅了。

←我惹毛了他。」

該是時候去檢查亞當的想法是否平衡，或是否他只聽到自己負向的想法。像西塔，亞當使用「想法追蹤者」的某些問題來檢驗他的想法：

想得好，感覺棒——兒童青少年認知行為治療學習手冊

➔有什麼證據可以支持這些想法？麥可說他今天下課後無法來我家。當我們說話時，他似乎不很開心，也似乎沒有聽到我在說什麼。

➔有什麼證據可以質疑這些想法？麥可這個週末在我家過夜，而且他邀請我下禮拜六去他家過夜。我知道麥可此刻有點擔心他的父母，或許他想要在家陪他們。

➔亞當犯了哪些思考偏誤？

　1. 預言失敗
　　讀心術：認為麥可一定不喜歡我。

　2. 情緒化思考
　　廢物標籤：「我真無趣」，即使我們已經認識五年了。

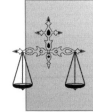

亞當了解到自己太驚慌了。他和麥可仍然是朋友，而且也安排好哪些時間會見面。亞當了解到或許麥可不開心，有些事情讓他擔心，而不是跟他鬧翻了。

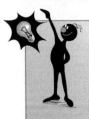

➔「均衡的想法」是一種檢驗你的想法的方法，它幫你察看你有沒有看到事情的全貌。

➔尋找新的證據。

➔假設別人聽到你的想法，他們會怎麼說。

➔檢查你是否有犯任何思考偏誤。

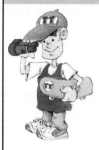

練習一：尋找證據（一）

記錄想法日記。當你發現你有負向想法時，停止這些想法並且檢驗它們。

→ 將你的負面想法寫下來，盡可能寫得越清楚越好。

→ 使用第129頁的「想法溫度計」，評估你這樣的想法有多強。

→ 寫下能夠支持你負面想法的證據。

→ 寫下不能夠支持你負面想法的證據。

→ 你的朋友會怎麼說？

→ 如果他們有這樣的想法，你會對他們說些什麼？

→ 使用「想法溫度計」，評估你現在覺得這些想法有多強。

想得好，感覺棒──兒童青少年認知行為治療學習手冊

練習二：尋找證據（二）

日期 時間	想法 你的想法？ 你的確信程度	支持 有什麼證據支持你的想法？	挑戰 有什麼證據挑戰你的想法？	我的好朋友 我會怎麼跟他們說？ 他們會怎麼跟我說？ 你現在的確信程度

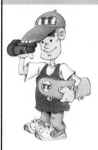

練習三：均衡的想法（一）

記錄想法日記。當你發現你有負向想法時，停止這些想法並且檢驗它們。

→ 將你的負面想法寫下來，盡可能寫得越清楚越好。

→ 寫下能夠支持你負面想法的證據。

→ 寫下不能夠支持你負面想法的證據。

隔天，察看你的日記，填上最後一欄（換言之，以事實為根據，什麼樣的想法是比較均衡的？）

最後，使用第129頁的「想法溫度計」，評估你這樣的「均衡的想法」有多強。

均衡的想法

7

想得好，感覺棒——兒童青少年認知行為治療學習手冊

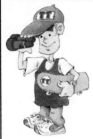

練習四：均衡的想法（二）

日期時間	想法你的想法？	支持有什麼證據支持你的想法？	挑戰有什麼證據挑戰你的想法？	均衡想法什麼是比較「均衡的想法？」你現在的確信程度

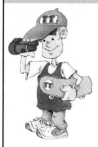

練習五：想法溫度計

使用這個量尺去量量看，你對於這個想法的信念有多強。

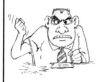

10 非常強烈的相信

9

8

7 相當程度的相信

6

5

4 有點相信

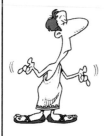

3

2

1 完全不信

7 均衡的想法

Chapter 8

核心信念

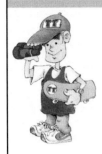

核心信念通常是指我們對自我根深蒂固的想法，這些想法可以幫助我們預測什麼事情會發生，且幫助我們解釋周遭世界。這些核心信念源自於兒童時期，我們的童年經驗會使這些核心信念逐漸發展成相當堅固的預設，特別是有關於：

→ 我們如何看待自己。
→ 我們如何評斷自己的行為。
→ 我們如何看待未來。

我們的自動化想法會引出我們內在的核心信念，我們的核心信念越負向，我們的自動化想法也會越負面。

不可愛的馬文

馬文的核心信念是沒有人喜歡他，這會導致他出現許多自動化想法以證明他的核心信念是對的。

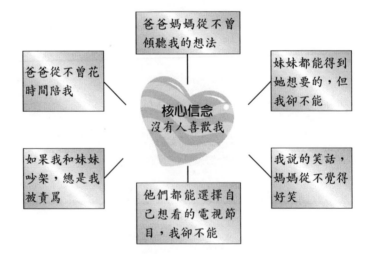

我們也許能從不同的角度看待事情，但馬文卻用這些事件證明沒有人喜歡他。

標認核心信念

「想法追蹤者」發現了一種有用的方法來幫助你找出你的核心信念。

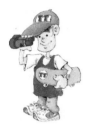

這個方法叫做「那又怎樣呢？」

➜ 針對一個負向想法，持續地詢問自己「那又怎樣呢？」「如果這是真的，這對我的意義是什麼？」

➜ 繼續重複這個問題直到找出你的核心信念。

莎莉被網球隊除名

當莎莉被網球隊除名時，她覺得很難過，她出現了許多負向想法，因此「想法追蹤者」幫她找出她的核心信念。

自動化想法：「我是網球隊中唯一被除名的人」
（那又怎樣呢？若這是真的，這對我的意義是什麼？）

↓

「我是最容易被排除的人。
我總是第一個」
（那又怎樣呢？若這是真的，這對我的意義是什麼？）

↓

「沒有人會關心我」
（那又怎樣呢？若這是真的，這對我的意義是什麼？）

↓

「我是個沒有價值的人」

詹姆斯參加考試

詹姆斯收到他的考試成績單非常沮喪，雖然他得到不錯的分數，可是對他來說並不滿意，「想法追蹤者」幫助詹姆斯探索他的想法，找出他的核心信念。

自動化想法：「我只考72分」
（那又怎樣呢？若這是真的，這對我的意義是什麼？）

↓

「我考得很糟糕」
（那又怎樣呢？若這是真的，這對我的意義是什麼？）

↓

「我把很簡單的題目答錯」
（那又怎樣呢？若這是真的，這對我的意義是什麼？）

```
┌─────────────────────────────────────────────────┐
│            「我沒有把每件事都做好」                │
│  （那又怎麼樣呢若這是真的，這對我的意義是什麼？）  │
└─────────────────────────────────────────────────┘
                        ↓
┌─────────────────────────────────────────────────┐
│                「我不夠完美」                      │
└─────────────────────────────────────────────────┘
```

　　找出核心信念能夠幫你了解為什麼你的想法總是用相同的方式終結，以及你是如何陷在負向陷阱當中。

→ 莎莉的核心信念是「自己是沒有價值的」，這能使她了解為什麼她總是批評自己、貶低自己的成就。

　　找出核心信念能夠幫你了解為什麼相同的問題不斷出現。

→ 詹姆斯的核心信念是「自己必須很完美」，他總是逃避嘗試不同的新事物，免得自己做不好。

挑戰核心信念

　　當我們找到核心信念，下一步便是考驗它，檢查它是否真實。

　　核心信念就像我們的自動化想法，我們聽從它並接受它是真的而不去質疑它，但是我們必須問自己下列的

問題。

我們真的看到事件的全貌嗎？或我們只是戴著負向眼鏡？我們是否忽略了某些可以證明這些信念可能是錯誤的訊息呢？

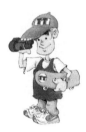

「想法追蹤者」發現了一個有用的方法幫我們檢查核心信念。

我們必須尋找不支持核心信念的證據。

不論這個證據如何渺小或不重要，我們必須發現它。

彼得是不好的

彼得的核心信念是「自己是不好的」，他認為自己總是讓人不快樂，經常惹麻煩，常常被責罵。

「想法追蹤者」幫助彼得檢驗他的核心信念。某一天，彼得在日記裡記下他在學校裡每堂課發生的事情。他必須尋找證據來質疑他的核心信念，所以他記下別人讚美他或肯定他的內容。如果別人讚美你時，代表你並不是一個不好的人。

那天結束時，彼得的日記裡這樣寫著：

數學課：老師讚美彼得完成他的家庭作業。

英文課：老師沒說什麼。

科學課：老師對彼得的工作表現給予三次讚美，對

彼得的工作態度給予一次讚美。

歷史課：老師沒說什麼。

英文課：老師沒說什麼。

朋友間：下課時，理查邀請彼得去他家玩。

這天下課時彼得再看一次自己的日記，他那天並沒有出任何狀況，有些人對他說了一些好話，而且理查下課後還想找他。

雖然彼得看到了這些，但仍不足以讓他質疑自己的核心信念，他貶低所發生的事實，並對自己說：「平常不是這樣的！」

這時「想法追蹤者」再度幫忙他，彼得犯了一種思考偏誤，他是洩氣者中的忽視正向者，「想法追蹤者」建議彼得應該持續記錄日記一個禮拜，這可以檢驗是否今天發生的只是單一事件，或者事情其實比他所想像的要好很多。

和其他人談一談

因為核心信念通常非常強大，你可能會發現你像彼得一樣，很難挑戰它，這會使你拒絕任何否定核心信念的證據。

這時候也許和其他人談一談是有幫助的，和好朋友或親近的人談一談，了解他們的看法是否和你相同，他

人可以提供你不同的新訊息，也能找出你自己沒看到的盲點。

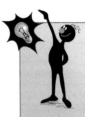

→ 我們很擅長尋找並發現支持我們核心信念的證據，而且自動化地執行它。

→ 寫日記記錄否定核心信念的證據，是用來檢測核心信念是否正確的好方法。

→ 若你覺得這樣做很困難，和其他人討論。你也許被你的負向眼鏡困住，很難去除，但是，其他人可以指出被你忽略的一些事情。

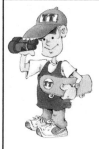

練習一：標認核心信念

寫下兩個你最容易出現的自動化想法，並運用「那又怎樣呢？」的技巧發覺你的核心信念。

我的負向想法一是：

→ 那又怎樣呢？若這是真的，這對我的意義是什麼？

→ 那又怎樣呢？若這是真的，這對我的意義是什麼？

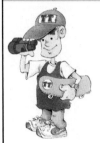

我的負向想法二是：

➔那又怎樣呢？若這是真的，這對我的意義是什麼？

➔那又怎樣呢？若這是真的，這對我的意義是什麼？

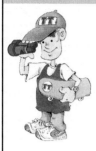

練習二：挑戰核心信念

選擇一個核心信念，持續記錄一個禮拜，把不支持你的核心信念的所有證據都記錄下來，不論這些證據多麼渺小，你會發現你的核心信念並不見得都是正確的。

核心信念：

不支持核心信念的證據：

想得好，感覺棒——兒童青少年認知行為治療學習手冊

練習三：一般信念

運用本書第129頁的「想法溫度計」，測量你對下列信念的同意程度（從1到10分）。

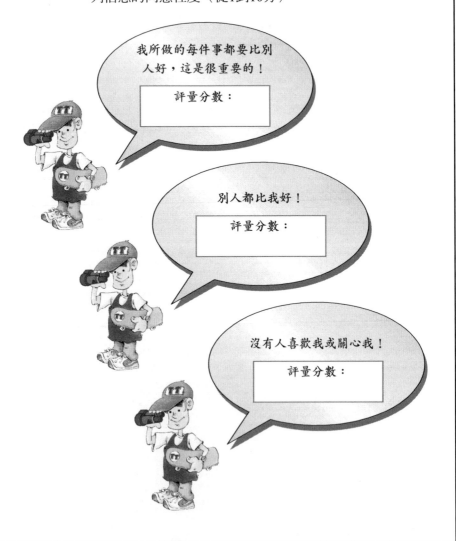

我所做的每件事都要比別人好，這是很重要的！

評量分數：

別人都比我好！

評量分數：

沒有人喜歡我或關心我！

評量分數：

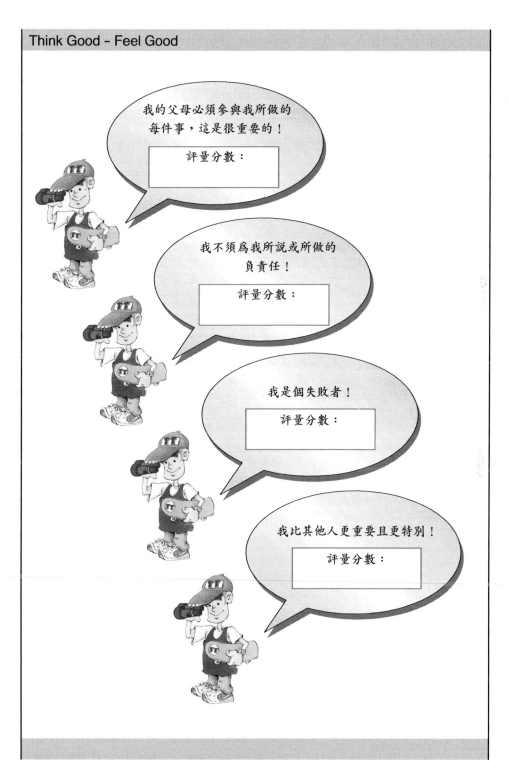

想得好，感覺棒──兒童青少年認知行為治療學習手冊

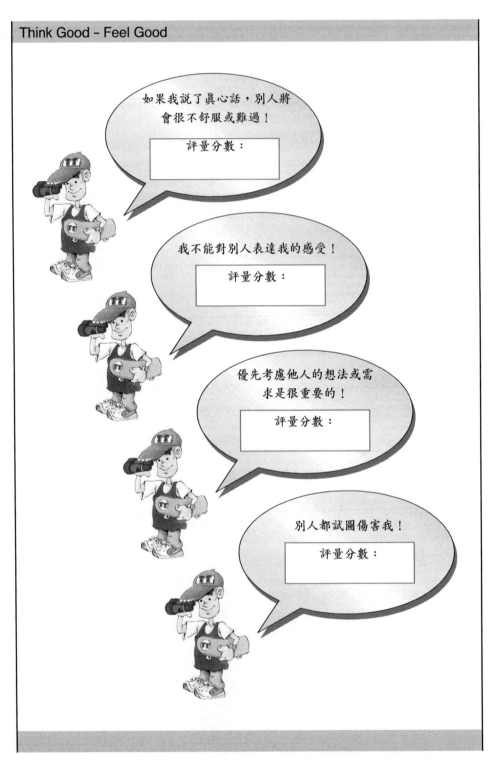

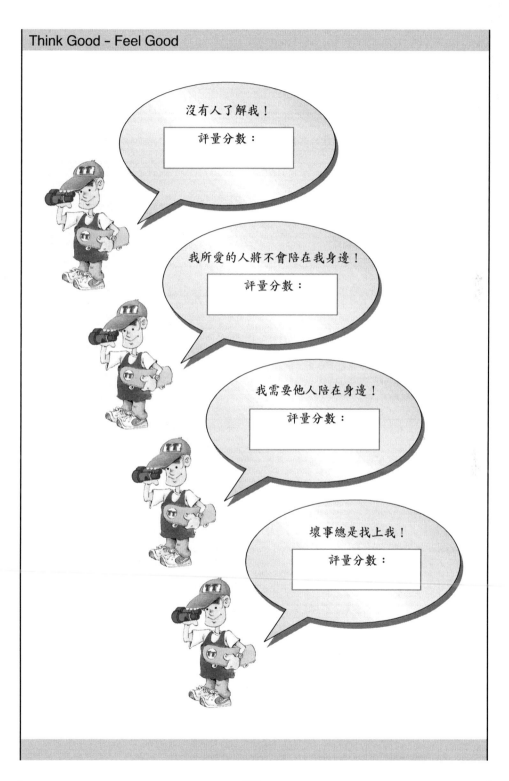

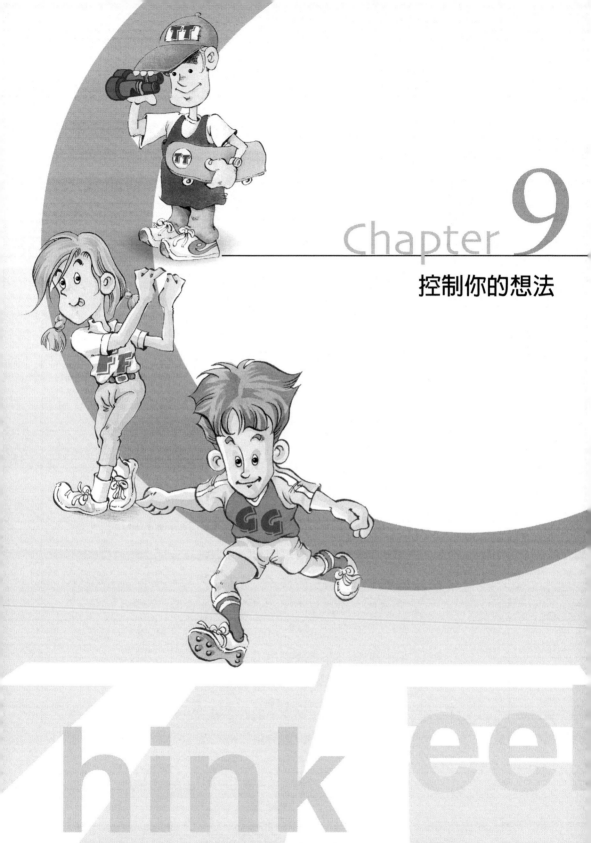

Chapter **9**

控制你的想法

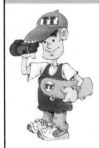

想
得
好
，
感
覺
棒
──
兒
童
青
少
年
認
知
行
為
治
療
學
習
手
冊

我們花一些時間來傾聽我們的想法。而這些想法中有些是負向的，有些是關於我們自己的、我們做的事和我們預期未來會發生的事。正如我們已經發現的，我們會對這些想法信以為眞、毫不質疑，尤其是那些負向想法，於是我們便陷入了陷阱之中。

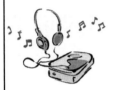

→ 這些負向想法變得響亮。
→ 它變得很難去調整音量，並且不能再聽到別的聲音。
→ 我們越聽到它，越覺得心煩，越讓我們做事情只做到一半。

我們已經開始將這些負向想法標認出來，並且學習將這些「製造」出來的思考偏誤分成幾種類別。然後很重要的是去尋找新的證據去檢驗這些想法，這樣做可以幫助我們檢查我們的想法是否不夠均衡。

對於某些人而言，負向思考和思考偏誤發生得太頻繁，以致人們沒有足夠的時間去檢查或是挑戰這樣的想法對不對。就是因為它們發生太頻繁，因此我們需要找出一些方法讓我們注意到它們，並且停止它們。

「想法追蹤者」可以提供一些點子幫助你重新控制你的想法。你可能發現這些點子初期時沒有那麼容易使用，或許你有時可以察覺到自己的想法，但你就是無法將這些想法趕走。先不要擔心這些，當這些點子練習一段時間後就會變得很有用。但千萬要記住喔，你練習得

越多，效果就會越好。

轉移注意力（分心術）

你也許注意到在某些情況下你特別容易感到不舒服，或是經常有些負向的想法。這時候，如果你想要短暫的放鬆，那麼「轉移注意力」的技巧就可以幫助你。

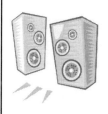

→轉移注意力可以幫助你的大腦離開負面想法。

→轉移注意力可以藉由想別的事情來控制你的想法。

→記住，如果你持續聽你負面的想法的話，那麼它們只會越變越大聲，而且還會占領你的大腦。

「轉移注意力」這個技術可以訓練你，讓你的大腦持續注意在你想做的事情上，訓練你將注意力放在你想要聚焦的事情上。「轉移注意力」讓你學習控制你的大腦，讓它去做你想做的事情，將那些不需擔心及負向思考摒除在大腦之外。

「轉移注意力」能採用幾種不同的方式做到。

⊃說說看你看到什麼

這個方法是請你仔細描述你所看到的任何東西。嘗試做做看，並且做得越快越好，想想你所看到的東西，它們的顏色、形狀、大小、味道、材質等等。

想
得
好
，
感
覺
棒
──
兒
童
青
少
年
認
知
行
為
治
療
學
習
手
冊

瑪莉感覺到害怕

瑪莉在學校上歷史課的時候經常感到害怕。她記得有一次老師在全班面前糗她。現在瑪莉想到這件事情時，仍會感到害怕。當瑪莉開始擔心這件事情會再度發生時，她就開始害怕，而且經常怕到這事情可能快變為真的，和想到快要暈過去時才停下來。

瑪莉需要重新控制她的想法。她需要想想她周遭發生了什麼事，而不是一直在注意自己的感覺。下一次當瑪莉感到害怕時，瑪莉就試著描述她所看到的。她的描述像下面這樣：

「我坐在教室裡，旁邊坐著一群十五歲左右的女孩。我的老師，依凡斯女士站在教室前面。她穿一件黑色上衣、紅色背心、長度及膝的裙子。黑板上有一些字寫著『今天的日期：十六號星期三』；『今晚的家庭作業：將我們的手稿抄在書本上』。我隔壁坐的是莎莉，她穿一件白色袖口捲起來的上衣，還有一件黑色緊身裙子。她有三本書放在桌上，都是合起來的，她現在正轉著她的鉛筆。」

在這個階段，瑪莉開始感到比較平靜。她已經趕走那些會擔心的想法，且重新可以控制她的想法。當瑪莉又開始擔心時，她就再做一次「轉移注意力」，一直到她感覺平靜下來，而且覺得可以控制自己為止。

◗猜謎遊戲——想想看

你有時候也可以玩玩想法數字或猜謎遊戲。你可以採用任何方法，例如：

→從123開始往下減9（123, 114, 105）。

→將你家人的名字倒過來唸。

→說出你所喜歡團體的紀錄。

→說出你所喜歡球隊的隊員名字。

這些猜謎遊戲必須是足夠讓你花些腦筋去想的，所以不要太過簡單。這個猜謎遊戲可以接管和摒除你那些無益的負向思考。

專注於活動

有些人發現，他們可以像電流一樣開啓後就變相當專注於某些活動上。

填字遊戲、讀書、看電視／錄影帶、玩玩具，或是聽廣播或音樂也非常有效。

越將注意力專注在某件事情上，越能摒除你那些負向想法。

當你注意到自己的負向想法後，試試看將注意力專注於某個活動上，你會感覺到對你很有幫助。例如：

➜與其在床上一直聽著自己的負向想法，倒不如打
　開音響，聽聽音樂。

➜與其擔心你的朋友是否會打電話給你，倒不如挑
　一本書來唸，或玩一個猜謎遊戲。

練習得越勤快，你會發現你越容易停止負向思考。

因應式自我對話

負向思考經常讓我們變得焦慮或不快樂。為了取代
這些負向想法，你可以試試看採用「因應式自我對話」
來改變它們。「因應式自我對話」之所以有用，是因
為：

➜它可以幫助你感覺更放鬆。

➜它可以讓你感覺更有自信。

➜它可以鼓勵你去嘗試，而不是動不動就放棄或是
　逃避事情。

如果你要做某件讓你擔心的事，那麼「因應式自我
對話」是很有幫助的。在面對這些困難時，你可以不斷
的鼓勵自己，或是告訴自己正向的訊息，來取代自我懷
疑和擔心。

正向自我對話

我們總是不習慣讚美自己的成功。「正向自我對話」就是一種幫助我們注意到自己成功的方法。

→ 不使用「我只回答了一道題目，絕對不可能回答所有的十道題目」的想法，而是使用「正向自我對話」告訴自己，例如「我已經回答第一題了，現在我要回答下一道題目」。

→ 不使用「我們一起出去時，沒有人會跟我講話」的想法，而是使用「正向自我對話」告訴自己，例如「這是羅瑞第一次跟我講話」。

「正向自我對話」幫助我們了解，即使事情並不可能完美，但也有可能會比我們想的還好些。

艾咪不喜歡外出

每當艾咪離開家時，她就容易變得緊張害怕起來。她有很多關於「一定會發生什麼（不好的）事」的負向想法，這讓她感到相當的焦慮。

艾咪決定，當她外出時她會嘗試使用「因應式自我對話」和「正向自我對話」。為了改變負向的自我懷疑及擔心，她決定想法要變化一下。

在出門前，她使用「因應式自我對話」。艾咪對自

己說：「我今天就是要去做這件事」、「我會沒事的」、「我以前有出去過啊，不也一切都沒事嗎」、「我感到很輕鬆」、「我想要出去，我要為自己負責」。

當艾咪走在路上時，她使用「正向自我對話」，例如艾咪對自己這麼說：「很棒啊，已經走一半的路了」、「我知道我可以做到的」、「會沒事的」、「我可以做完這件事的」。艾咪一直到回到家之前，她都將這些想法持續放在腦海中提醒她。

回到家後，艾咪沒有忘記恭喜自己，她告訴自己「做得很棒」、「事情其實沒有想的那麼糟」。然後，艾咪犒賞自己──洗個又久又舒服的泡泡浴。

思考停止法

有些時候，你會發現在你重新思考問題前，你僅能先讓自己短暫的停止思考。所以你可以使用另外一個方法來控制思考，就是「思考停止法」。一旦你注意到這樣的想法，可以遵循以下的步驟：

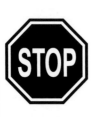

→馬上大聲說「停住」。

→有些人發現藉由「敲打桌子」或「握緊椅子或桌子」來提醒自己是很有效的方法。

→馬上想怎麼去挑戰這個負向想法，並且很大聲地對自己複述。

奧瑪要去面試

奧瑪要去面試一個工作。每次他在等面試時，負向想法就在他腦袋裡不停地轉啊轉：「你不可能得到這份工作的」、「我敢打賭，當他們問你問題時，你一定會恨不得躲到棉被裡」、「我的穿著簡直糟透了」。

奧瑪覺得真是夠了。他真的很容易越變越緊張。他決定使用「思考停止法」，他很清楚又大聲地對自己說「停住」。

奧瑪很快的用這個方法去挑戰負向想法，並且開始使用「因應式自我對話」：「這或許不容易，但我想要這份工作，我想要試試看，即使我還是覺得有些尷尬，但我還是會盡可能的回答問題。」

奧瑪重複告訴自己這段話，心情也開始平靜了下來。

使用「思考停止法」可以改變你腦袋裡面的錄音帶。相對於先前固定不變的負向錄音帶，現在「思考停止法」幫助你換上更均衡的思考方式。

將音量關小

另外一個方法是想像你的頭上戴著正在播放負向想法的錄音機。想像一下那錄音機像什麼，盡可能描述，將它描述得越仔細越好。

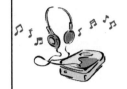

→它看起來像什麼？

→它的大小、顏色是什麼？

→哪些地方是控制按鈕？

→你如何打開和關掉？

→如何調整它的音量？

你越將注意力放在錄音帶上，你的畫面就變得越清晰。當你腦海中的畫面變得非常清楚時，開始想像你可以改變它的設定。

→當你將音量開大，注意這個聲音變得有多吵雜？

→當你將音量關小，注意這個聲音變得有多安靜？

→當你將開關關掉，注意它變得多麼無聲無息？

→當你將開關打開，注意你再次開始聽到這個聲音有多大？

練習改變這些控制按鈕，你越練習它就變得越容易。當你開始注意到你自己的負向想法時，你就想像錄音機，你除了將音量關小外，還可以將開關關掉。

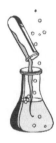

測試它們

有時候藉由安排實驗來測試你的想法和信念是很有用的。如果你常常使用「讀心術」和「算命師」的思考偏誤來預測事情是否成功，那麼這個方法會特別有效。

朱莉的學校作業

　　朱莉不相信自己在學校的任何科目會表現好，她認為她總是會把作業弄糟。為了測驗這個信念，朱莉寫下接下來十次家庭作業的結果。

■ 核心信念：我不聰明

■ 自動化想法：我總是將家庭作業搞砸了，我就是沒辦法做得好

■ 測試：記錄接下來老師所指定的10次家庭作業

■ 我預期什麼會發生（我的預期）：對於所有的家庭作業，我會得到很爛的紀錄（小於6／10）

　1. 英文3／10。妳需要寫多一點，朱莉，並且確定妳會回答題目。

　2. 數學7／10。朱莉，妳做得很好。很棒的作業。

　3. 數學7／10。朱莉，繼續保持下去。

　4. 英文4／10。朱莉，請回答問題。

　5. 地理6／10。很棒的地圖。

　6. 美術9／10。很棒的作品。

　7. 英文2／10。朱莉，麻煩妳來見我，沒有做得很好。

　8. 歷史5／10。還不是很好的作業。

　9. 數學8／10。很棒的作業。

9

控制你的想法

10. 英文4/10。檢查妳的拼音，也請妳寫得整齊一點。

　　這個實驗顯示朱莉在英文上有問題。正如朱莉所想，她會得到很糟的成績而且沒有回答問題。她的歷史老師也認為她可以做得更好，但是朱莉在其他家庭作業（數學、美術、地理）上都表現非常好。結果藉由這樣的家庭作業記錄可以讓朱莉找到一個較均衡的想法方式。

拋諸腦後

　　有些想法在我們的腦中打轉。

→沒有人聽到它們。
→沒有人質疑它們。

　　有時後淨空我們的腦袋，清空我們的想法，是很有幫助的。

　　在一天的尾聲時，將你的負向想法寫在紙上。如果你願意，你可以打在你的電腦上，然後把它們列印出來。

　　想想它們，並且寫下來。

　　當你做完後，將這張紙緊緊地揉成一團，然後把這些想法丟到廢紙箱裡。

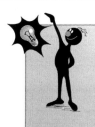

→你可以找到很多不同的方式來控制你和挑戰你的想法。

→你可能需要使用很多種方法。

→你選的方法不見得都一定能成功。

→你越常練習，就越容易成功，所以繼續做下去。

想得好，感覺棒——兒童青少年認知行為治療學習手冊

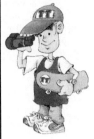

練習一：測試你的想法和信念

1. 你最常聽到的負向信念／想法是什麼？

2. 使用第129頁的想法溫度計去評量你這種信念有多強。

3. 你可以設計什麼樣的實驗來測試它是真的？

4. 你什麼時候會執行你的實驗呢？

5. 假如這個信念／想法是真的，你預期會有什麼後果發生？

6. 結果發生了什麼事？

7. 使用想法溫度計評量看看你現在有多相信這個想法。

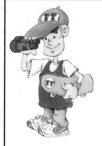

練習二：想法挑戰者

藉由「想法追蹤者」的協助，認清那些你常常聽到的無益或是負向的想法。

我最常見的負向想法是……

看看所有的證據，什麼才是一個比較均衡的想法？

一個更均衡的想法是……

不論何時你注意到這個負向想法：

1. 先告訴自己停下來。
2. 然後，重複練習兩三次均衡想法，這樣做會幫助你將負向想法變小聲喔！

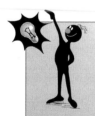

➡常常練習均衡你的想法是很有用的。每天當你醒來時，重複練習兩三次均衡想法。

➡不要只是聽那些負向想法，試著挑戰它們，並且改變它們。

控制你的想法

9

想得好，感覺棒——兒童青少年認知行為治療學習手冊

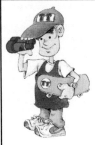

練習三：尋找正向

　　我們總是注意到哪些事情不對，但我們卻很少注意到正向或是好的事情發生。

　　每晚上床前，想想今天發生的事情，有哪三件事情讓你覺得很棒？它們可以是任何事情，例如：

→ 覺得自己的想法很棒。

→ 對於自己發生或完成的事情，有正向的想法。

→ 從事一些活動讓你覺得很棒。

→ 有人告訴你某些事情讓你覺得很棒。

　　每天寫下三件事情，可以寫在日記本上，或是貼在房間牆壁上的大張紙張上。

　　假如你實在想不出三件好的事情，那麼你可以請別人幫助你。

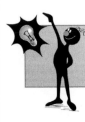

→ 當你看這些「好事情」清單日漸增多，可以幫助你了解在你身上發生哪些「好事情」喔！

successful

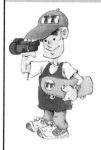

9

練習四：正向自我對話

我們常常不是很能認識到自己成功之處。但是我們卻常看到自己這裡做不對，那裡又做錯。所以用「正向自我對話」來挑戰我們的負向想法是很有用的。

當一天結束前，寫下一些你的負向想法。

我的負向想法是：

檢查你的想法，看看是否有遺漏任何正向的事情。

我遺漏哪些正向事情：

你的「正向自我對話」是什麼？

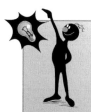

→你也許發現剛開始時有些困難，但是不要緊。記住，熟能生巧。

→下次你再聽見負向想法時，關掉它們，你可以做到的，而且使用正向自我對話喔！

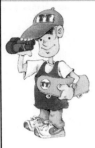

練習五：因應式自我對話

　　我們有些想法對我們實在沒有任何幫助。事實上，它們反而會讓我們感到緊張、焦慮。這些想法讓我們覺得事情會變糟，還會讓我們預期有壞事會發生。使用因應式自我對話可以幫助我們學會去認清它們，並且讓我們因為改變了它們而心情變好。

　　藉由「想法追蹤者」的幫忙，想想哪些情境或是事件會讓你感到焦慮或不舒服。當你處於這個情境時，把你腦海中閃過的念頭寫下來或畫出來。然後想想看，你可以怎麼使用「因應式自我對話」來挑戰這些想法。

　　會讓你緊張或擔心的情境或事件是：

　　讓你感到緊張的想法是：

　　我的「因應式自我對話」是：

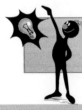

→下次你遇到會讓你緊張的情境，使用因應式自我對話來讓你心情變好。

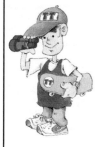

練習六：擔心保險櫃

有些時候我們很難停止擔心或是將那些在我們腦海中的負向想法關掉。

當這情形發生時，一個有用的辦法就是拿張紙將這些想法畫出來或是寫下來，然後把它們給鎖起來。

→ 找一個盒子，讓你的擔心寄放在一個安全的地方。如果你喜歡的話，還可以將這些擔心塗上顏色，然後選一個地方保存起來。

→ 當你發現，你實在無法停止擔心時，找些紙來將這些擔心畫出來或是寫下來。

→ 一旦你完成後，將它們鎖在一個安全的地方。

→ 到週末時，打開鎖來，然後將這些擔心拿出來與爸爸、媽媽或是你信任的人討論。

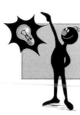

→ 當你把擔心鎖在保險櫃裡，你會發現它們越來越不會困擾你。

9

控制你的想法

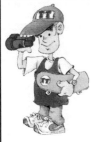

練習七：關掉錄音帶

有些時候，你會不斷地聽到那些同樣的擔心或負向想法。就好像是你在聽錄音帶一樣，不斷地在你腦海裡播放。

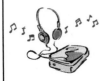

➔ 錄音帶不斷重複地播放。

➔ 一遍又一遍地聽到同樣的想法。

➔ 錄音帶似乎從沒有變過。

➔ 音量似乎也從未變小過。

這些時候，我們要學習怎樣有效的關掉錄音帶。

步驟1. 想像你的錄音機

■ 想像一個畫面，錄音機不斷的在你腦海裡面運轉。

■ 你可能發現，你很清晰的看到一台真正的錄音機。

■ 當你看著這台錄音機時，你知道怎樣將它打開、關掉，怎麼放錄音帶進去，如何調整它的音量。

步驟2. 想像停止錄音帶的播放

■ 想像這個畫面，你將錄音帶放到錄音機裡。

想得好，感覺棒──兒童青少年認知行為治療學習手冊

控制你的想法

9

■ 當你按下開關，從錄音帶裡，你聽到了你的擔心和負向想法。

■ 現在想像你關掉錄音機，你很專注地看著「停止」的開關，當你按下「停止」的按鈕時，你注意到你的負向想法也跟著停止了。

■ 現在練習看看，將錄音機打開，又關掉，你會注意到按下「停止」鍵時，你的負向想法也停止了。

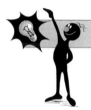

千萬記住，熟能生巧喔！

想得好，感覺棒——兒童青少年認知行為治療學習手冊

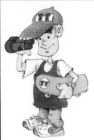

練習八：練習感到成功

當面臨新的或是困難的挑戰時，我們常常預先設想我們不會成功。我們往往很在行預測自己的失敗，而且認為事情會一塌糊塗。

這樣想只會讓我們感到焦慮，而且會阻礙我們去做任何事情，或是新挑戰。

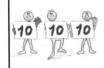

有個很有用的想法就是去想像一個面臨挑戰的畫面，告訴自己有事情要發生了，但這次的結果不同，因為你會是成功的。

步驟1. 想像你的挑戰

讓這畫面越真實越好，所以仔細描述這個挑戰所有的細節。想想看：

■ 誰會在那裡？

■ 時間是幾點？

■ 你穿什麼樣的衣服？

■ 顏色、味道、聲音。

步驟2. 透過挑戰告訴你自己

現在想想會發生什麼事。透過挑戰告訴你自己。

■ 你會怎麼做？

9

■ 你會說什麼？

■ 別人會怎麼做？

■ 別人會說什麼？

■ 什麼事情會發生？

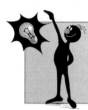

練習幾次後可以幫你準備自己，幫你認識雖然它可能是困難的，但是你可以開始想像成功會是什麼樣子。

想得好，感覺棒──兒童青少年認知行為治療學習手冊

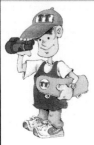

練習九：思考停止法

有些時候腦海裡不斷出現那些沒有幫助的想法，我們越是聽到它們：

→ 我們就越會相信它們。

→ 我們就會越找證據來支持這樣的想法。

當我們注意到我們往往只看事情的某一部分，而這部分經常是負面的，這時很重要的是，要設法停止這樣的想法。

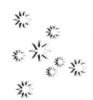

有個很有用的方法就是在手腕上戴上一個彈性繃帶。

當你注意到，你正聽到同樣的負向想法時，就拉一下這個彈性繃帶，讓它「啪」地一聲。

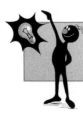

這個彈性繃帶會讓你感到小小的痛，但是它可能讓你停止這些負向想法。

Chapter 10

你的情緒是如何產生的

想得好，感覺棒──兒童青少年認知行為治療學習手冊

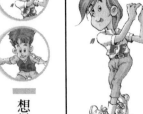

<big>每</big>天你都會有各種不同的情緒，例如：

→ 起床要去上學覺得很煩。

→ 下課了和同學聊天覺得很快樂。

→ 當同學忘了帶CD來借你時，你覺得很生氣。

→ 要完成歷史科的期末作業覺得壓力很大。

→ 星期天在家看電視覺得很輕鬆。

你可能會發現：

→ 有些情緒很快就消失。

→ 有些情緒則持續不斷。

→ 有些情緒較微弱。

→ 有些情緒較強烈。

首要工作是發現更多你所擁有的情緒類型，但這並不容易，因為：

→ 我們並不是非常善於辨識自己的情緒。

→ 我們經常掩飾自己的情緒。

為了幫助你發現自己的情緒，你也許需要「情緒發現者」的協助，「情緒發現者」會幫你發現：

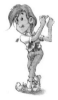

→ 你有哪些情緒？

→ 你的哪些情緒最強烈？

→ 你什麼時候最可能出現這些情緒？

→伴隨這些情緒出現的想法是什麼？

你有哪些情緒？

學習辨識（標認）你的情緒是很重要的，因為它能幫助你控制情緒，例如：深呼吸能幫你減少緊張或焦慮，但是對於難過卻沒有幫助。

下列三種情緒是最常見且最不愉快的情緒。

➲有壓力

當人們覺得有壓力或緊張時，可能會呈現下列許多不同症狀，這些壓力的症狀會因人而異

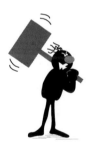

→覺得生病了。

→胃痛。

→呼吸急促。

→冒汗。

→雙腳沉重。

→臉紅。

→頭昏眼花。

→頭暈。

→肌肉痠痛。

→腦筋一片空白。

→猶豫不決。

想得好，感覺棒——兒童青少年認知行為治療學習手冊

⟳ 不快樂

　　每個人都曾經不快樂，但是有些人讓這種不快樂的情緒占滿他的生活，並且陷入憂鬱當中，他們可能會出現：

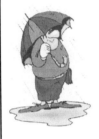

- ➔經常流淚。
- ➔沒有特殊原因或只為一些小事而哭泣。
- ➔早醒。
- ➔夜裡難以入睡。
- ➔持續感到疲倦且無精打采。
- ➔食慾降低。
- ➔無法集中注意力。
- ➔對過去喜歡的事變得缺乏興趣。
- ➔不想出門。

　　因為這些情緒會引發強烈的生理反應，人們通常沒有想到自己已經生病了，然後這些症狀會成為人們逃避或停止去做某些事的藉口。

- ➔例如：「我失眠且無法集中注意力，所以我必須停止週末的工作。」

　　這些生理反應非常真實，但是你可能不會不舒服，也許這是一個陷阱，你的負向思考引發了這些症狀。如果你不太確定或想要更了解，可以和你的醫師談談，請

他幫你檢查。

●生氣

生氣是種非常普遍的情緒，而且可以用各種不同方式呈現：

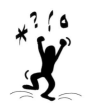

- → 大吼大叫。
- → 咒罵威脅。
- → 丟東西。
- → 摔破東西。
- → 用力摔門。
- → 敲、打、踢東西。
- → 想要傷害自己。

情緒和你的行為

情緒並不會突然發生，通常是有一些事情引發情緒，如果你還記得「神奇循環」，你會想到你的行為和你的想法如何影響你的情緒感受。

「情緒發現者」會讓你學到在**不同的地方**會有不同的情緒：

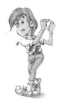

- → 在學校你可能會覺得很焦慮。
- → 在家裡你會覺得很放鬆。
- → 在陌生的城市你會覺得很不安。

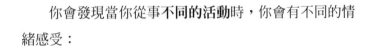

你會發現當你從事**不同的活動**時,你會有不同的情緒感受:

→ 看電視時你會覺得很平靜。
→ 和別人談話時你會覺得很緊張。
→ 考數學時你會覺得很擔心。
→ 運動時你會覺得很放鬆。

你也會發現你面對**不同的人**會有不同的情緒:

→ 和爸爸在一起時你可能覺得很生氣。
→ 和好朋友在一起時你會覺得輕鬆自在。
→ 和老師在一起時會覺得有壓力。
→ 和姐姐在一起時覺得很有趣。

情緒和你的想法

我們所思考的方式會引發不同的情緒

→ 如果你想到自己沒有朋友,你會覺得很難過。
→ 你果你想到自己不受喜愛,你會覺得很擔心。
→ 如果你想到自己做得很好,你會覺得很開心。

想法、情緒和行為的結合

如果你把這些都結合在一起,你會發現有規則性

存在。

你的行為	你的情緒感受	你的想法
獨自一人在家	難過	我沒有朋友
我和吉米一起出去	快樂	我們總是一起歡笑
到學校去	壓力大	作業未完成
去逛街	生氣	找不到我要的東西
洗個澡	放鬆平靜	躺在這裡真舒服

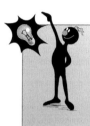

→我們的情緒決定於我們的想法和我們的行為。

→試著辨識（標認）你所出現的不同情緒。

→檢查你最強烈的情緒是否和你的某個想法或行為
有關係。

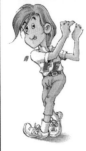

練習一：想法和情緒

哪些想法會使你覺得很快樂？

1.

2.

3.

哪些想法會使你覺得不舒服？

1.

2.

3.

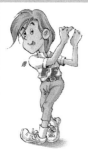

練習二：活動和情緒

哪些活動或事情會使你覺得很快樂？

1.

2.

3.

哪些活動或事情會使你覺得不舒服？

1.

2.

3.

想得好，感覺棒─兒童青少年認知行為治療學習手冊

練習三：情緒發現者字詞搜尋

你能發現這些情緒形容詞藏在哪裡嗎？

快樂（Happy）	生氣（Angry）
害怕（Afraid）	恐懼（Scared）
凶暴（Grumpy）	緊張（Tense）
焦慮（Anxious）	不快樂（Unhappy）
擔憂（Worried）	興奮（Wound up）
難過（Sad）	煩躁（Uptight）
憂鬱（Depressed）	平靜（Calm）
傷心（Tearful）	激動（Excited）
放鬆（Relaxed）	罪惡（Guilty）
羞愧（Ashamed）	不安（Insecure）
驚嚇（Frightened）	神經質（Nervous）
傷痛（Hurt）	困惑（Confused）
心煩（Upset）	瘋狂（Mad）

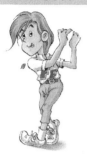

10

你的情緒是如何產生的

N	H	C	K	H	G	F	D	S	E	W	T	Y	U	N	F	C
H	A	N	G	R	Y	M	M	L	Q	U	P	T	I	G	H	T
C	P	W	R	K	F	B	D	I	A	N	G	F	F	X	Z	E
O	P	G	U	I	L	T	Y	N	P	H	M	N	N	G	F	A
N	Y	T	M	T	F	X	Z	S	C	A	R	E	D	S	W	R
F	E	Y	P	V	T	Y	D	E	S	P	I	R	Q	E	R	F
U	F	H	Y	N	E	L	P	C	T	P	R	V	G	J	K	U
S	D	F	G	H	N	P	R	U	G	Y	F	O	V	B	N	L
E	A	J	H	J	S	A	D	R	H	I	R	U	G	H	F	W
D	N	N	U	K	E	Y	E	E	J	K	G	S	M	K	R	D
F	X	B	R	A	D	Y	P	S	K	C	F	F	A	J	I	F
W	I	V	T	F	R	H	R	E	L	A	X	E	D	H	G	G
H	O	C	B	R	F	H	E	D	X	L	W	Q	U	L	H	H
J	U	U	B	A	V	A	S	H	A	M	E	D	P	O	T	Y
K	S	P	N	I	V	B	S	H	S	Z	S	X	T	Y	E	T
M	D	S	W	D	N	V	E	X	C	I	T	E	D	M	N	R
N	F	E	P	V	U	L	D	K	J	L	A	Z	P	L	E	Y
R	G	T	D	C	Q	P	O	W	O	R	R	I	E	D	D	J

哪些是你最常出現的情緒呢？

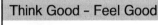 Think Good - Feel Good

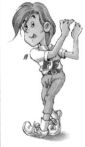

練習四：情緒到哪兒去了？

　　我們在不同的情境時會有不同的情緒，用不同的顏色連連看，每個情境會出現哪些情緒。

和其他同學在一起

在家　　　　　　　　　　晚上躺在床上

逛街

在學校　　　　　　　　　和爸媽在一起

和好朋友在一起　　　我自己一個人

難過　　快樂　　擔憂　　生氣　　平靜

恐懼　　激動　　放鬆　　驚嚇

無聊　　厭煩　　心煩

想得好，感覺棒—兒童青少年認知行為治療學習手冊

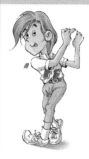

練習五：我的情緒

➔ 想想你曾出現的各種情緒（快樂和難過等），把它寫在一張白紙上。

➔ 用不同顏色代表每種情緒（例如紅色代表快樂、藍色代表難過等）。

➔ 用你所選擇的色筆，把下面的圖著色。

➔ 並說說看你的每種情緒有多強烈。

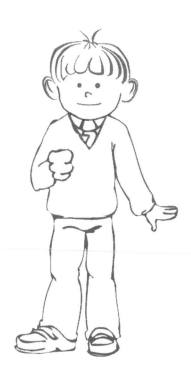

10

你的情緒是如何產生的

想得好，感覺棒──兒童青少年認知行為治療學習手冊

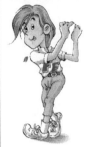

練習六：當我覺得難過時，會發生什麼？

　　想想看有哪些事會使你非常難過、不快樂。別人如何知道你難過了？

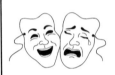

當你難過時，你的臉部表情是什麼？

當你難過時，你的身體姿勢如何？

當你難過時，你會有哪些行為表現？

你經常覺得難過嗎？

從不　　　　　　　　　　　　　　　　　總是

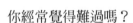

　1　2　3　4　5　6　7　8　9　10

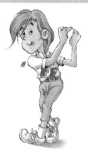

練習七：當我覺得生氣時，會發生什麼？

想想看有哪些事會使你非常生氣。別人如何知道你生氣了？

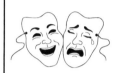

當你生氣時，你的臉部表情是什麼？

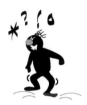

當你生氣時，你的身體姿勢如何？

當你生氣時，你會有哪些行為表現？

你經常覺得生氣嗎？

從不　　　　　　　　　　　　　　　　　　總是

1　2　3　4　5　6　7　8　9　10

想得好，感覺棒──兒童青少年認知行為治療學習手冊

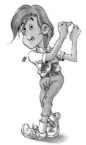

練習八：當我覺得緊張時，會發
　　　　生什麼？

想想看有哪些事會使你非常緊張、煩躁。別人如何
知道你緊張？

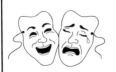

當你緊張時，你的臉部表情是什麼？

當你緊張時，你的身體姿勢如何？

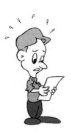

當你緊張時，你會有哪些行為表現？

你經常覺得緊張嗎？

從不　　　　　　　　　　　　　　　　　總是

　　1　　2　　3　　4　　5　　6　　7　　8　　9　　10

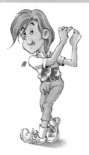

練習九：當我覺得快樂時，會發生什麼？

想想看有哪些事會使你非常快樂。別人如何知道你快樂？

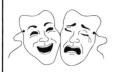

當你快樂時，你的臉部表情是什麼？

當你快樂時，你的身體姿勢如何？

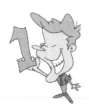

當你快樂時，你會有哪些行為表現？

你經常覺得快樂嗎？

從不　　　　　　　　　　　　　　　　總是

1　2　3　4　5　6　7　8　9　10

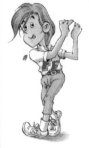

練習十：情緒和情境

想想看你的各種情緒，把它寫在紙上。

把你生活中的各種人、事情、時間、地點詳列出來，包括下列各項：

1. 媽媽
2. 爸爸
3. 祖父母
4. 好朋友
5. 其他同學
6. 學校
7. 家裡
8. 休閒時
9. 打球、玩樂或看書時
10. 晚上躺在床上
11. 看電視
12. 寫功課
13. 到陌生地方
14. 去上學
15. 和朋友在一起

選擇適當的情緒連結。

想得好，感覺棒—兒童青少年認知行為治療學習手冊

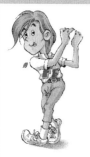

哪些人、事、地會讓你最快樂？

哪些人、事、地會讓你最不快樂？

10

你的情緒是如何產生的

想得好，感覺棒——兒童青少年認知行為治療學習手冊

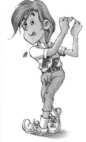

練習十一：情緒溫度計

用這個情緒溫度計，測量你的情緒有多強烈？

10 非常強烈

9

8

7 強烈

6

5

4 微弱

3

2

1 非常微弱

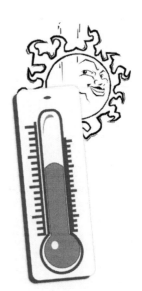

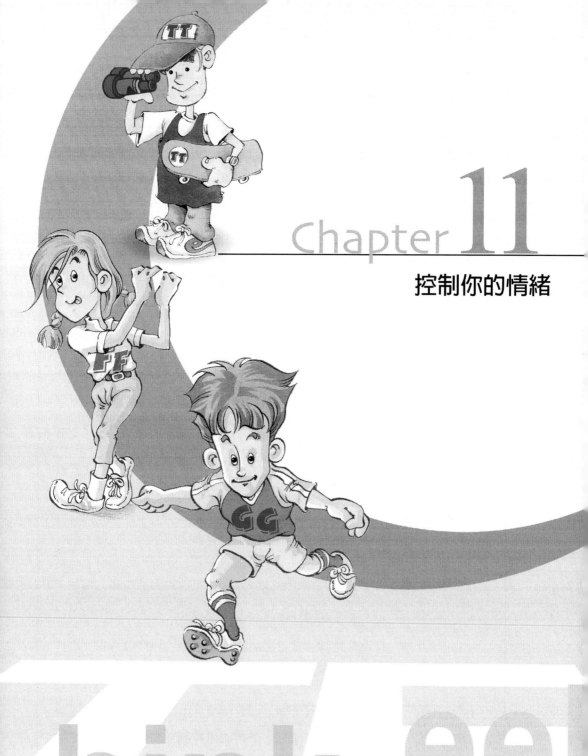

Chapter 11

控制你的情緒

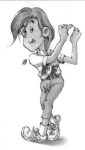

「情緒發現者」可以幫我們去發現我們在哪些地方、在哪些事情、在哪些時候會產生強烈的情緒反應。例如，你可能注意到：

➜ 當你出門時，感到焦慮。

➜ 當你在家時，感到平靜。

➜ 當你和別人在一起時，感到擔心。

➜ 只有你自己時，感到放鬆和快樂。

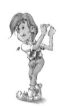

我們試著去做某事或去某地來讓我們感到愉快，同時我們試著避免那些會讓我們感到不愉快的事情或地方。

這似乎理所當然。畢竟，沒有人想要整天都感到不愉快。

但有些時候你的情緒似乎淹沒了你，並且攔阻或限制你真正想要去做的事。

➜ 你也許想要出去，但是因為你感到會緊張而不敢出去。

➜ 你也許想要跟朋友在一起，但因為你感到會擔心而不敢跟他們見面。

➜ 你也許想要打電話給朋友，但因為你感到會不開心而不敢這麼做。

在這些時候，你這樣的情緒會阻斷或是攔阻你真正想要做的事情。所以，學習如何控制你的情緒將有助於

你打破這些障礙。

　　「情緒發現者」那裡有很多方法可以幫助我們控制我們的情緒。

練習放鬆

　　你可以練習的放鬆方法有許多。有些方法是透過你身體肌肉一系列的拉緊及放鬆運動，有些方法則是教你透過想像放鬆的畫面，而這些放鬆的畫面可以幫助你感到愉快。記住下列的幾點是很重要的：

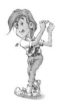

➔ 放鬆並不是只有單一方法。
➔ 人們可以在不同的時間點發現不同的放鬆方式。
➔ 重要的是發現適合你的方法。

⊃ 身體放鬆

　　身體放鬆這個方法大約要花10分鐘的時間，如果你的肌肉持續有拉緊感覺時是特別有效的。身體放鬆是藉由一連串的肌肉運動，將你身體的主要肌肉拉緊約5秒鐘的時間，之後再慢慢讓它鬆弛開來。

　　當肌肉被拉緊時，你會注意到這些肌肉讓你有什麼感覺，當肌肉被鬆弛開來時，這些肌肉又讓你有什麼感覺。你會發現你身體某些部分比其他部分較為僵硬，那麼試著去發現這些非常僵硬的地方。

經過這樣的過程後，你會感覺到相當的放鬆，而且很享受這種感覺。許多人在就寢之前喜歡做身體的放鬆活動。在做身體放鬆的過程中即使睡著了也沒關係。像其他的事情一樣，你練習的次數越多，你就越容易感到放鬆。

　　你可以買到各式各樣的錄音帶教你如何放鬆。所以，選一個你最喜歡、最能讓你放鬆的一捲錄音帶來練習。如果你找不到錄音帶的話，可以照著以下的方式練習。在開始之前，請記住以下幾個要點：

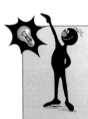

➡選一個舒適安靜的地方。

➡坐在一張舒適的椅子上或是躺在你的床上。

➡選擇一個不會有人打擾的時間。

➡適當的拉緊肌肉讓你足夠感覺到它。但不要太過用力。

➡拉緊你的肌肉約3-5秒鐘。

➡每塊肌肉都拉緊兩次。

➡在你拉緊某塊肌肉後，試著不要再次移動它。

⊃快速的放鬆訓練

　　手臂和手：首先握緊你的拳頭，然後將你的手臂往前伸直。

　　腿和腳：首先將你的腳趾頭往下壓，然後提起你的

腿盡量往前伸直。

肚子：首先挺出你肚子的肌肉，然後深吸一口氣並閉住。

肩膀：聳高你的肩膀。

脖子：先讓身體靠著椅子或床，然後將頭盡量往後伸。

臉：將臉擠弄成一團（像團肉包子），將你的眼睛和嘴唇往中間擠壓。

身體運動

有些人發現運動的效果和有系統的身體放鬆訓練一樣好。畢竟，運動真的是這麼一回事，就是先拉緊然後再放鬆你的肌肉。

跑步、快走或游泳可以幫助你擺脫生氣或焦慮的感覺。

如果做運動對你有用，那麼就用這種方式吧。尤其當你感到強烈的不愉快的時候，試試看做運動，也許特別有效呢。

調整呼吸

有些時候，當你突然開始緊張或生氣時，在那時候你可能沒有時間去做放鬆訓練。

想得好，感覺棒──兒童青少年認知行為治療學習手冊

「調整呼吸」是一個能快速讓你專注及調整呼吸的好方法。你隨處都可以使用這個方法，而且別人也不會注意到你在做什麼。

慢慢的吸口氣，閉住五秒鐘後慢慢的吐出來。當你吸氣時，告訴自己「放輕鬆」。這樣做幾分鐘後，將幫助你重新控制你自己且幫助你感到平靜。

想像寧靜的畫面

想想一些愉悅或平靜的事情，藉由使用這個方法，讓你感覺到愉快。

想想你夢想中的地方。它可以是任何地方，或許你去過，或許是你夢想的國度。想像一幅畫面是非常寧靜的、平和的，然後試著讓它越來越真實，你可以像下面這樣的方法想：

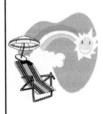

→浪濤拍打著海灘。

→微風搖曳在樹梢。

→聞到海的味道、有棕櫚樹的海灘。

→溫暖的陽光輕撫你的臉龐。

→微風輕拂你的髮梢。

練習想像這個能讓你放鬆的地方，如果你開始感到厭煩時，那麼試著換不同的畫面。一定要專心地沈浸在這個能讓你放鬆的畫面，並且看看這樣是否真能讓你感

到放鬆。

放鬆活動

也許有些事情你很喜歡做，而且也能讓你感到舒服：

→讀書。
→看電視。
→聽音樂。
→遛狗。

假如某個特別的活動讓你感覺很好，那麼當你心情不好時，就試著去做這個活動。你可以在某些情境下，只做一件事，例如：

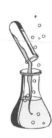

→當你對明天的事感到憂心而坐立不安時，試著讀一本書。
→當你坐在床上而感到不愉快時，試著去看電視。
→當你躺在床上而感到輾轉難眠時，試著聽聽一些音樂。
→當你感到緊張時，帶著狗去散步。

實驗看看是否可以停止你不愉快的心情。

想得好，感覺棒──兒童青少年認知行為治療學習手冊

預防

　　有時候我們會注意到自己的情緒，不過更常對這些情緒置之不理，或是很慢才處理它們。當我們的情緒變得非常強烈的時候，不管我們做什麼似乎都已經很難重新控制。所以，我們需要練習覺察這些時刻，讓我們可以在這些情緒變成非常強烈之前，試著去控制它們。

吉米的脾氣

　　吉米非常容易生氣，也很容易暴躁。當他脾氣來時，很快就爆發出來，而且需要花很久的時間才平和下來。

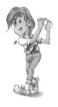

　　他脾氣很容易往上竄升，而且要在他脾氣爆發過後，他才可以停得下來。「情緒發現者」試著幫吉米控制他的情緒。「情緒發現者」建議，應該畫個生氣火山來幫助吉米發現哪些事情會激怒他。

打他們

罵髒話、
臉紅脖子粗、
完全不用大腦

握緊拳頭、
咬牙切齒、憤怒的表情、
威脅恐嚇

以上的情形在我看來像是一場夢

想法：「停下來」，「我」要打「你」
感覺激動，開始咒罵

想法：設法讓我的情緒煙消雲散
正常的聲音和音量，感覺平靜

　　一旦吉米了解自己的怒氣是怎麼來的，下一個階段就是學習如何讓自己的情緒在前一個階段就已經跳脫出來，而不用等到脾氣真正爆發。

　　吉米可以想像他上次生氣的模樣，盡可能想像得越清楚越好，但是這一次他改變了結果。

➜吉米想像在他發脾氣之前，他可以從情緒裡跳脫出來。

➜他想像他自己離開了現場。

➜他想像那些嘲笑他的人失望的臉孔。

➜他想像他自己這樣做，有多麼開心。

➜他練習當聽到其他小朋友的嘲笑，他仍能保持冷靜。

吉米每一天都練習。他練習一個不一樣的結果，這樣可以幫助他準備，當下次有人嘲笑他時，他可以怎麼應付。

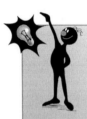

有很多不同的方法可以幫助你感覺變得更好。

➜選擇那些你覺得可以讓你感覺好的方法。

➜記住，這些方法不見都總是有用，但是它們仍不失為一種方法。

➜你越常練習，就對你越有幫助。

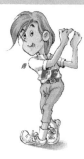

練習一：強烈情緒隔離室

我們都有不愉快的情緒，但有時候這些情緒變得非常強烈到很難控制的地步。它們會讓你感覺：

➔ 非常生氣。
➔ 非常傷心。
➔ 非常害怕。

當你感覺到不愉快時，你也許可以試試一些方法將這些情緒「鎖起來」，讓它們不要再來干擾你。

➔ 找一個盒子，讓它變成「強烈情緒隔離室」，並且依你喜歡的樣子裝飾它。
➔ 當你覺得不愉快時，找些紙來，寫下你不愉快的感覺（用畫的也可以）。
➔ 想想是什麼讓你有這樣的感覺，也將它寫下來或是畫下來。
➔ 當你完成後，將這些感覺放在這個「強烈情緒隔離室」裡。
➔ 到一個禮拜的最後一天，打開你的盒子，將你的感覺告訴媽媽、爸爸或你信任的人。

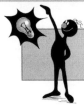

➔ 將你不好的情緒儲存在「強烈情緒隔離室」裡，
可以幫助你感覺變好喔！

想得好，感覺棒──兒童青少年認知行為治療學習手冊

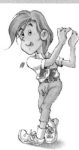

練習二：生氣火山

　　想想看當你平靜的時候，你的身體感覺如何？當你生氣的時候，你的身體感覺如何？當你變得越來越生氣時，畫出你的「生氣火山」變化的模樣。

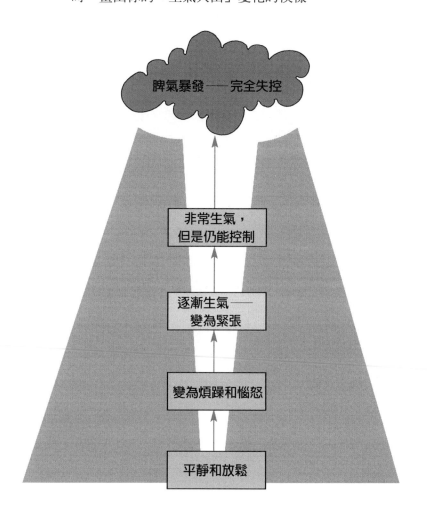

脾氣暴發──完全失控

非常生氣，
但是仍能控制

逐漸生氣──
變為緊張

變為煩躁和懊怒

平靜和放鬆

11

控制你的情緒

想得好，感覺棒──兒童青少年認知行為治療學習手冊

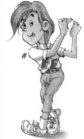

練習三：練習放鬆

對於小朋友而言，練習放鬆是很有趣的。

可以藉由玩遊戲的方式讓肌肉伸展和拉緊，例如運用「老師說」的遊戲，要求小朋友跟著老師做：

1. 在房間裡大步前進，腰桿打直。
2. 立刻快跑。
3. 假裝你的手臂是樹枝，在頭上揮揮它們。
4. 擠弄你的臉讓它看起來像是猙獰的怪獸。
5. 伸直你的手讓它上青天，越高越好。
6. 將身體捲得像球一樣，越小越好。

在小朋友伸展了他們的肌肉後，最後的階段就是告訴他們安靜下來並且放輕鬆。要求他們假裝自己是隻巨大的動物，在房間裡慢慢的移動。盡可能移動得越安靜越慢越好。最後，要求他們扮演「睡獅」，並且安安靜靜地躺在地板上幾分鐘。

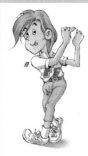

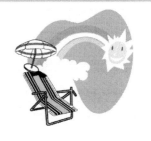

練習四：我的放鬆天地

11

　　試著想像一幅平靜的畫面是放鬆的有效方法之一。

　　它可能是你真正去的地方，也可能是你的夢想編織出來的。

→選擇一個不會有人打擾的時間。

→閉上眼睛並且想像畫面。

→確實專注於你的平靜畫面，想像它的每個細節。

→想想它的顏色、形狀。

→想像它的聲音——海鷗的鳴叫聲、樹葉的娑娑聲、海浪拍打沙灘的聲音。

→想想它的味道——棕櫚的香氣、海的氣味。

→想像太陽暖和你的背，或穿過樹林灑下的月光。

→當你在想像這個畫面時，你變得有多麼平靜，多麼放鬆。

→這就是你專屬的寧靜之處。

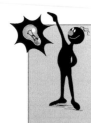

你需要試著練習看看。如果你練習得越熟練，你將發現你所想像的畫面越容易讓你很快平靜下來。

每當你感到緊張或是有壓力時，就想想這些寧靜的畫面吧！

想得好，感覺棒——兒童青少年認知行為治療學習手冊

練習五：我的放鬆活動

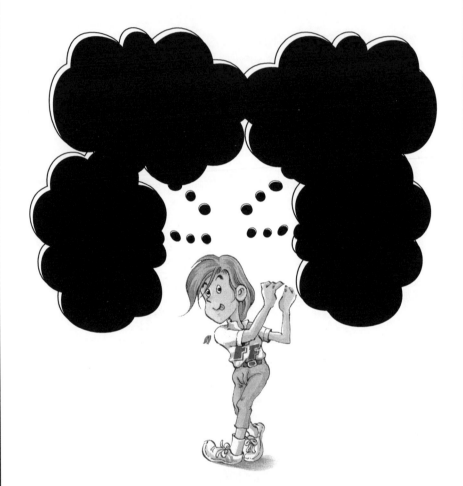

　　你可以用寫的或畫的方式填上這些「想法泡泡球」，而這些「想法泡泡球」，可以幫助你放鬆和感到平靜。

Chapter 12

改變你的行為

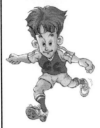

「想法追蹤者」幫助我們發現，有時我們會出現一些負向且沒有幫助的想法，例如：我們認為事情很困難、我們期待且預期錯誤，有時我們很難看到事情正向的一面。「情緒發現者」幫助我們了解這些想法使我們覺得不舒服，我們會透過下列方式讓我們舒服一些：

→ 逃避那些我們覺得困難的情境。

→ 退縮且停留在那些我們覺得安全的地方。

→ 停止那些讓我們覺得不愉快的事情。

這些方式可能帶來短暫的解脫，但是經過一段時間後，你可能覺得更糟，因為當你做得越少，你就覺得越沮喪，新的事物需要更多努力，你會覺得更難以應付新的挑戰，強烈的不愉快情緒如洪水般湧向你，使你對自己覺得失望痛苦。

而且它會持續不斷⋯⋯

有一種重要的方式可以打破這種陷阱，使你更主動且有控制權。

那就是強迫自己去做事。

當你有事情忙時，你會發現有一些好處：

你覺得舒服許多

變得更主動意味著你沒有時間去注意任何不愉快的感受或傾聽任何負向的想法，你開始覺得舒服許多。

你覺得更有控制感

　　你開始找回你生命中的控制感，嘗試你想做的事情。

 你覺得較少厭煩

　　什麼事都不做是很煩躁的，你會覺得毫無生趣且無精打采，雖然這聽起來有些可笑，但是當你越積極主動時，你會覺得較少厭煩。

 你想要多做一些

　　萬事開頭難，一旦當你變得積極主動時，你將會想要多做一些，理由很簡單，你會越做越喜歡。

 你的腦筋變得更清楚

　　什麼事都不做會使你覺得生理和心理都變得更遲緩，活動會使你的思考更敏捷。

增加愉快的活動

　　首先而且最困難的工作就是展開行動，最有用的方法就是增加愉快的活動，為你自己訂定的目標是在每天或每個禮拜中增加愉快活動的數量。

　　將你喜歡且你想要做的事情列出來，以及你曾經很

想得好，感覺棒——兒童青少年認知行為治療學習手冊

喜歡但現在停下來的活動。

　　這可以是任何活動，但是不需花費金錢，包括：

➜社交活動：和朋友聊天、和某人喝下午茶。

➜戶外活動：散步、游泳、逛街。

➜室內活動：聽音樂、看電影、閱讀、畫圖。

　　從你的活動清單中，選擇你最想做的活動，安排某一天的某個時段去進行，在你的生活中逐漸增加愉快的活動。

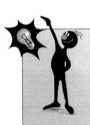

➜不要期待進行這些活動時會帶來和你過去曾有過相同的愉快感覺，你需要花一些時間讓你的感官暖身回復。

➜想著你從這些活動中感受到什麼，而不要牽掛著其他你必須去做的事。

➜花些時間告訴自己你做得多麼好，給自己一些鼓勵！

記錄你的感受和行為

　　每天或每個禮拜的某些時候你可能注意到自己經歷了一些愉快或不舒服的情緒，如果你好好整理這些情緒，你也許會發現其中有些特定的模式和規則存在。

　　其中一個有效的方式是寫日記。

→寫下你每天每個小時在做什麼，運用第190頁中的「情緒溫度計」測量你的情緒程度如何。

→在每週的最後一天，檢視你的日記，察看是否有特別快樂或難過的時光，以及是否有任何活動讓你特別愉快或不舒服。

如果你發現活動和情緒間有些關聯存在，試著改變你的生活，盡可能去做那些使你愉快的事，少做那些使你不舒服的事。

珍妮準備去上學

珍妮每天早上六點三十分起床準備去上學，她梳洗換好衣服時是七點十五分，接下來的四十五分鐘她坐著發呆，這時她開始擔心上學的事、擔心她的功課、擔心要和同學聊些什麼等等，到了八點，她必須出門時，她覺得更緊張、更不快樂、更不想去上學。

當珍妮發現這種行為模式時，她試著改變她的起床時間，她延到七點三十分再起床，這代表她從起床後到上學前的這段時間都沒有空檔，她忙著準備上學，因此沒有時間擔心和胡思亂想。

有時她起得較早，當她一切都準備好時，她不讓自己坐在椅子上發呆，她利用上學前的空檔練習彈琴，珍妮發現音樂可以幫她放鬆，她雖然忙碌但是心情平靜，她的心靈不再重蹈覆轍。

想
得
好
，
感
覺
棒
──
兒
童
青
少
年
認
知
行
為
治
療
學
習
手
冊

瑪莉回家

　　瑪莉下課後就直接回家，她是第一個回到家的人，回到家後的一個小時只有她自己一個人在家，她從日記中發現這段時間是她最糟糕的時刻，她覺得很害怕且想像著可怕的事情會發生。

　　瑪莉決定改變她的生活作息，她下課後不直接回家，她去逛街、找同學或到圖書館，她和家人同時回到家，她的心情變得更平靜而快樂。

縮小步驟

　　剛開始改變時常會覺得目標很困難而無法踏出第一步。

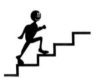

→ 這時候可以試著將所要嘗試的任務切割成小步驟。
→ 使每個步驟變得更容易著手。
→ 這會增加成功的機會，每完成一小步將會使你更接近成功。

茉蒂想去游泳

　　茉蒂喜歡游泳，但是在過去六個月，她心情低落不快樂，好久沒有去游泳。現在她想重新開始，她列出了所有她想做的事，其中，和蘇珊一起去游泳是她第一想

做的事。雖然她想嘗試，但是想到要和蘇珊一起去卻是個很大的挑戰，茱蒂決定把這個任務切割成她較容易達成的小步驟。

➔ 步驟1. 先到游泳池了解開放時間及收費方式。
➔ 步驟2. 利用晚上自己一個人去游泳十分鐘。
➔ 步驟3. 利用晚上自己一個人去游泳三十分鐘。
➔ 步驟4. 利用早上自己一個人去游泳三十分鐘。
➔ 步驟5. 利用早上和蘇珊一起去游泳三十分鐘。

將任務切割成小步驟，將會使茱蒂較容易成功。

面對你的害怕

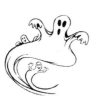將任務切割成小步驟是有幫助的，但是你可能還是遲遲未行動，因為你還是覺得很緊張。緊張焦慮通常會阻礙我們去做一些真正想做的事，然而，不去做它時，我們卻必須因應其他不愉快的感受，例如難過、後悔或生氣。

➔ 你可能會害怕上學，但留在家裡可能會使你覺得難過。
➔ 你可能不敢和你的朋友一起出去，但是自己一個人待在家裡可能使你更生氣。

這時候，面對你的害怕，學習克服它，將會對你有

幫助，你可以藉由下列的步驟達成：

→階段1. 運用「縮小步驟」，將你的任務切割成小步驟。

→階段2. 思考「因應式自我對話」並且試著用用看。

→階段3. 放鬆並想像你自己可以成功地處理你的第一個任務。

→階段4. 真正付諸行動，一次只做一件事。

→階段5. 成功後讚許自己。

琴恩害怕出門

　　琴恩害怕自己一個人出門，因為她曾經被一群不良少年欺負，但是她對於自己因此被困在家中感到很不快樂，她決定要面對自己的害怕。

→階段1. 琴恩決定要去逛街，她運用縮小步驟的方法，分成下列步驟：

　　1. 站在家門口幾分鐘。

　　2. 走到家門外，再回來。

　　3. 走出家門口，到公車站牌再走回來。

　　4. 走到商店門口（但未走進去）再走回家。

　　5. 走到商店並進去逛逛。

→階段2. 琴恩思考她該運用哪些因應式自我對話，她想像著自己走到門口時，她會對自己說：「我

很安全，沒有人會傷害我，我可以走到門口。」

→ 階段3. 琴恩想像自己置身在很放鬆的地方，她想像著一幅畫面是自己很平靜地從家裡走出來，走到家門口再走回去。

→ 階段4. 經過視覺想像和自我對話練習後，琴恩覺得自己已經準備好可以真正嘗試了，她決定利用上課時間來克服自己的害怕，因爲這段時間她比較不會遇到其他少年，她選擇這段時間放鬆自己，運用因應式自我對話，並試著踏出她的第一步。

→ 階段5. 當她嘗試第一步成功後，她誇讚自己並給自己一杯熱巧克力和餅乾當作獎勵。她重複練習這個步驟好幾次，再進展到下一個步驟。

拋棄你的習慣

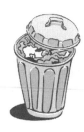

有時我們的行爲會造成問題是因爲我們不停地做某些事，例如，你總是不停地：

→ 檢查：門窗或燈光、瓦斯有沒有關好。

→ 清洗：你的房間、衣服、雙手。

→ 計算：重複某些事情三、四遍或按照一定的順序做事。

這些習慣好像可以幫我們掃除焦慮和不安的情緒，

但是「情緒發現者」會幫我們發現這些情緒通常來自於我們的想法，例如：我們可能會認為，如果我……

→ 不持續檢查的話，將會有不好的事情會發生。

→ 不徹底清潔的話，將會感染細菌或疾病，並傳染給別人。

→ 不重複按照順序的話，可能會有人受傷。

這些習慣可能使你覺得舒服一些，但是這種解放並不會持續太久，因為你的負面想法和不愉快情緒很快又會出現，你將會不斷不斷重複這些習慣。

當這種循環出現時，你必須拋棄你的習慣，並且證明即使你不再使用這些習慣，這些焦慮不安的情緒仍然可以停止。

→ 步驟1. 運用縮小步驟法，並將你的習慣逐步分析，最困難的習慣擺在第一步，最簡單的習慣擺在最後。

→ 步驟2. 為成功做準備。

　　1. 何時嘗試你的第一步？

　　2. 如何處理你的不舒服感受？

　　3. 你要運用哪些因應式自我對話？

　　4. 你需要他人的協助嗎？

→ 步驟3. 試試看，拋棄你的習慣，並且評估你可以撐多久不出現這些習慣。當你可以穩住時，運用

第190頁的情緒溫度計測量你的情緒感受，持續堅持下去，拋棄你的習慣，而且繼續記錄你的感受，你會發現你的擔心緊張開始逐漸減少。

→步驟4. 當成功時記得給自己獎勵。

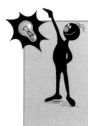

你可能需要把每個步驟多練習幾次，並邀請其他人來幫你確認你真的沒有再出現那些習慣。一旦當你成功後，再進行下一個步驟。記住，即使沒有運用這些習慣，情緒還是可以被終結。

大衛害怕細菌

大衛踩到了狗大便，他很怕細菌，便不斷清洗他的鞋子，之後又一次再一次清洗他的手。如果他覺得自己的手很髒，他就開始清洗所有他碰過的東西，包括換洗他穿過的所有衣服。最後大衛決定拋棄他的習慣：

→步驟1. 大衛運用縮小步驟法，將他的習慣排列順序，他先從下列比較容易改變的習慣開始：

　　1. 延遲三十分鐘再去換洗衣服。

　　2. 一天只換洗一次衣服。

　　3. 限制自己的洗手行為，每次洗手只洗兩遍。

上述這些步驟依次進行，直到最後一步是大衛敢穿上自己的鞋子到處走動。

➔步驟2. 大衛開始為成功作準備，他決定轉移自己的注意力到其他事物（例如拼圖），他練習因應式自我對話：「一切都在掌控中，我不需要運用這些習慣讓自己感覺很好。」

➔步驟3. 大衛開始付諸行動，當他開始覺得自己又想換洗衣服時，他試著忍耐並提醒自己「拋棄這些習慣」，他運用情緒溫度計評估自己的害怕情緒大約是8分，五分鐘之後他的害怕情緒更高達到9分，他停下來，開始運用「正向自我對話」並練習放鬆，過了十五分鐘，他的害怕情緒並沒有再增高，且漸漸下降到5分，他忍耐了三十分鐘才去換洗他的衣服。

➔步驟4. 大衛為自己的進步感到高興，他讓自己去看場電影作為獎勵。

接下來他試著再延遲一小時，他覺得當他放棄自己的習慣時，他越來越不感到害怕。

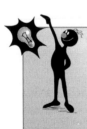

➔從事活動可以使你感覺更好，且讓你沒有時間去傾聽負面想法。

➔如果每天或每個禮拜中有些時段是讓你不舒服的，試著改變這個時段的活動。

➔將你想要改變的任務切割成小步驟，會使你較容易達成。

→面對你的害怕並且學習克服你的困難。

→如果你有重複檢查、清洗、計算等問題，試著學習拋棄這些習慣。

→持續地練習，當你達成目標時別忘了給自己獎勵。

想得好，感覺棒──兒童青少年認知行為治療學習手冊

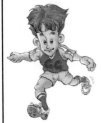

練習一：活動日記

記錄每天你做了什麼事，以及你的情緒感受，並運用第190頁的情緒溫度計測量你的情緒強度，檢查你的行為和你的情緒間是否有關聯存在？		
活　　動	情緒感受	情緒強度
7:00		
8:00		
9:00		
10:00		
11:00		
12:00		
13:00		
14:00		
15:00		
16:00		
17:00		
18:00		
19:00		
20:00		
21:00		
22:00		
23:00		
24:00		

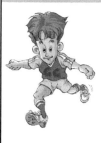

練習二：爬樓梯

你可能想做許多事情，其中有些很簡單，有些則較困難。

把你想做的事情一一列在白紙上，再把它們剪下來按照下面的階梯依序排好，最簡單的事情排在階梯下層，最困難的排在階梯最上層，不那麼困難的排在中間。

從階梯的最底層開始，一層一層檢查你是否完成那件事，如果你成功了，就再往上爬一層，試著一步一步慢慢往上爬，縮小你的每個步驟，比較容易爬上去。

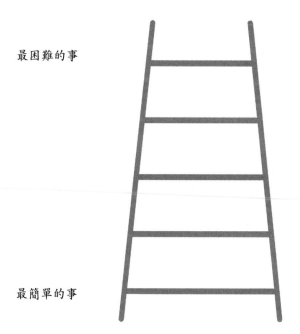

最困難的事

最簡單的事

12

改變你的行為

想得好，感覺棒──兒童青少年認知行為治療學習手冊

練習三：讓我感到愉快的事

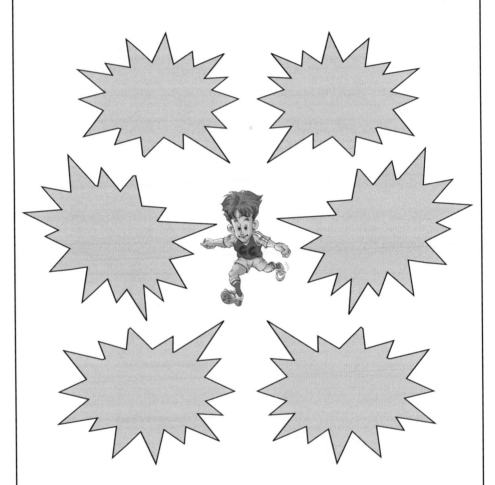

寫下或畫下讓你覺得愉快的人、地點或事情。

練習四：讓我感到不愉快的事

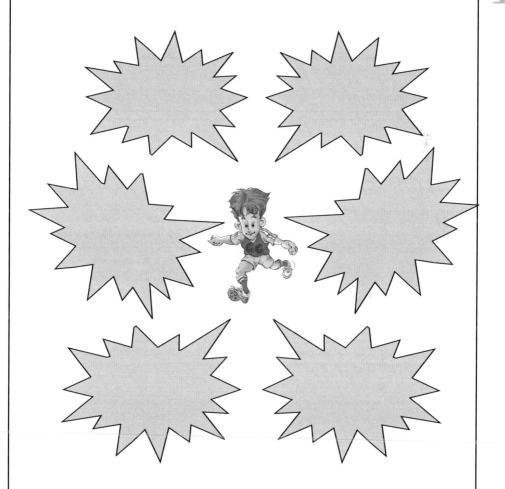

寫下或畫下讓你覺得不愉快的人、地點或事情。

想得好，感覺棒──兒童青少年認知行為治療學習手冊

練習五：我想做的事

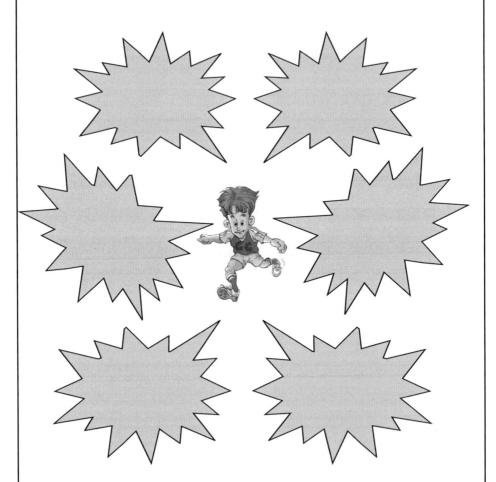

寫下或畫下你想做的事，而且這些事是你會經常做的事。

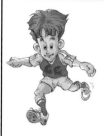

練習六：面對你的害怕

我要挑戰的任務是：

階段1. 運用縮小步驟法，將你要達成的任務分爲
幾個小步驟。這些步驟是：

階段2. 我的因應式自我對話是：

階段3. 放鬆並想像成功時的景象，一邊想像你成
功地達到第一個步驟，一邊不停地重複正
向自我對話，多練習幾次。

階段4. 選擇一個適當的時間面對你的害怕，放輕
鬆勇敢嘗試，記得運用正向自我對話。

階段5. 當你成功時，別忘了給自己讚賞和鼓勵。

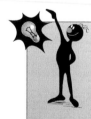

你可能想要很快完成每個步驟，但是最好是當你覺
得有信心時再往下一個步驟邁進，在每個步驟多練
幾次，確定你已經克服了那個步驟的恐懼，再進行
下一步驟。

12

改變你的行爲

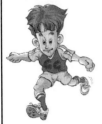

想得好，感覺棒──兒童青少年認知行為治療學習手冊

練習七：縮小步驟

　　某些想要達成的任務對你來說可能是個很大的挑戰，這時不妨把任務分割成一些較小的步驟，逐步完成這些小步驟，可以使你較容易達到最後的成功。

你想要挑戰的任務是什麼？

把你的任務分割成幾個小步驟，將它們一一寫下來。

檢視這些步驟，並按照困難度排列順序，最容易達成的放在下面，最困難達到的排在上面。

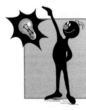

從最簡單的步驟開始，當你成功時再往下一個步驟前進，逐步完成這些小步驟，可以使你較容易達到最後的成功。

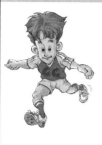

練習八：拋棄你的習慣

階段1. 運用縮小步驟法，寫下你所有的習慣，並
且按照順序排列，最容易停止的習慣排在
最下面，最困難停止的習慣排在最上面。

階段2. 為成功作準備

最容易停止的習慣是哪一項？

你決定什麼時候挑戰並拋棄這個習慣？

你如何讓你自己不做此習慣行為時仍覺得
很平靜？

你的正向自我對話是什麼？

你需要其他人協助你拋棄此習慣嗎？誰能
夠幫忙？

階段3. 當你試著拋棄你的習慣時，運用第190頁
的情緒溫度計測量你的情緒強度。

階段4. 當你成功拋棄你的習慣時，給自己讚美和
獎勵。

Chapter **13**

學習解決問題

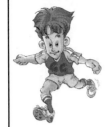

每天都會有新的問題及挑戰，例如：

→ 面對被老師不公平的指派。

→ 在學校時試著乖乖坐在位置上。

→ 應付哥哥姊姊（或弟弟妹妹）討厭的嘲笑（欺負、戲弄）。

→ 跟父母溝通關於晚歸的問題。

當我們面對問題時，我們必須想想看是否有不同的方法可以解決問題，然後決定我要怎麼說或是我要怎麼做。有些時候我們的選擇是正確的，然而有時候我們的選擇似乎錯了。這些情況都可能發生，但重點是為什麼有些人似乎比其他人更容易做下錯誤的決定或是更不容易解決問題。當這情形發生時，我們可要回過頭來好好想一想你是怎麼處理事情的，以及是否嘗試用不同的方法來解決問題。

為什麼問題會發生？

我們無法成功解決我們的問題的原因有很多，最常見的有三種。

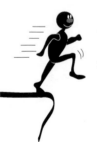

⊃ 缺乏思考的行動

決定和選擇有時做得過於急促。你有時也許過於急

躁，而沒有仔細思考可能的後果。

➔尼克一聽到爸爸說把剛買的東西留在車上，便急忙跑出去，把車子後座所有的袋子都拿進房子裡。他沒有跟父母討論，否則他會知道他們買的東西是在車子的行李箱裡。結果，尼克拿回來的袋子是他爸爸幫公司籌辦宴會用的東西。

➔莎賓娜聽到老師要她把作業抄在書本上，她就立刻拿起原子筆開始寫。可惜，她沒有聽到下一個指令，就是告訴她要使用鉛筆，並且把作業做在新的一頁。

尼克和莎賓娜兩個都試著幫忙，但由於他們的急躁，反而增添他們更多的問題。

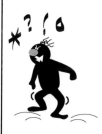

○情緒化

強烈的情緒，例如生氣或焦慮，有時控制了我們，妨礙我們思考問題，或是妨礙我們做出正確的決定。

➔麥可在踢足球賽的時候大發脾氣，還踢了其中一位球員，被裁判員判他出場。

➔珍妮不太懂學校上課的內容，又不敢問老師。因為她沒有問，所以家庭作業做錯了，必須在放學後留下來重新寫一遍。

麥可知道如果他踢了人會被判出場，珍妮知道作業

做錯了就必須再寫一遍，但是他們都沒有仔細想清楚他們的行為的後果。強烈的情緒嚴重地影響了他們，使他們無法好好思考這些情形。

➲無法看見其他解決方法

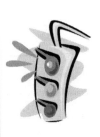

使我們不能解決問題的第三個主要原因，是我們不能想到其他解決問題的方法。我們的頭腦變得十分僵化，且無法看到任何其他的辦法。

學習靜下來思考

學習一種有效的方法來處理問題，這種方法要能讓你在遇到問題的當下不會急躁。有一個有用的方法是「停、計畫、行動」（Stop, Plan and Go），像是交通號誌系統（停、看、走）。

→ 紅燈（Red）：在你做任何事前，想想紅綠燈上的紅燈並且停下來。

→ 黃燈（Amber）：計畫並且思考你要怎麼說、怎麼做。

→ 綠燈（Green）：將計畫付諸行動。

第一步通常是最困難的，有時候你會發現很難從急迫的情況停下來。練習想像一幅交通號誌的圖像，看到紅燈時就告訴自己停下來。當紅燈出現時，試著深呼吸

幾口，這樣做或許能讓你靜下來，放慢你的速度，計畫
接下來你想要怎麼做。你越常練習，就越容易做到。

　　你也可以在學校使用這種系統。你可以在你的鉛
筆，或是尺，或是鉛筆盒上貼上紅色、黃色及綠色的便
條紙來提醒自己。當你看到這些便條紙時你就會想到
「停」、「計畫」、「行動」，但是其他的人並不曉得
這些便條紙代表的意思。

發現不同的解決辦法

　　有時候我們每天面臨相同的問題或挑戰，但是卻常
常不斷重複做出錯誤的決定。當這情況發生時，先停下
來，並且想想你可以有哪些不同的方式來解決這個問
題。

　　試試看使用「或是、還有呢」的方法，盡可能讓你
自己發現其他可能的方法。你可以準備紙筆將另一個可
能的方法想個兩三分鐘並且記錄下來。你的點子越多越
好，所以不要擔心這些點子不切實際或愚蠢無比。

被忽略的比利

　　比利感覺他的朋友經常忽略他，所以他使用「或是」
的方法，去發現可以讓他的朋友好好聽他講話的方法。

　　➔我可以說大聲點，或是
　　➔大叫，或是

➜站在他們面前使他們必須聽我說話，或是

➜重複我說的話，或是

➜只跟一個人講話而不是一群人，或是

➜跟他們討論他們有興趣的話題，或是

➜找一群新的朋友！

對於比利而言，「大叫」這個點子不論何時看起來都蠻愚蠢的，換一群新的朋友好像也不太可能。不過他想出的其他點子就對他相當有幫助。比利決定他需要好好了解哪些事情是他朋友有興趣的，他也決定嘗試個別地跟大家講話，而不是嘗試參與團體的討論。

假如你覺得想其他解決問題的辦法有點困難的話，那麼你可以找人討論這個問題。問問他們如何解決這個問題，並且問問看他們是否能提供其他不同的點子。

仔細想清楚結果

一旦你列出可能解決的辦法，下一個步驟就是去執行其中最好的辦法。對於每個點子你可以想想看它的正面和負面結果，然後選一個整體而言你認為最好的。這包含有五個步驟：

1. 我的問題是什麼？

2. 我可以怎麼處理這個問題？

3. 每個辦法可能帶來的正面結果是什麼？

4. 每個辦法可能帶來的負面結果是什麼？

5. 整體而言，什麼是最後的辦法？

瑪拉被嘲笑

在學校裡有三個女孩子嘲笑瑪拉，經常在下課時間叫她的名字。第一天，瑪拉變得非常生氣，並且追著這三個女孩子跑。到了第二天，瑪拉打了其中一個女孩，最後在老師面前惹了麻煩。到了第三天，瑪拉回叫這些女孩子的名字，但這「叫名字」的情況似乎越來越糟。瑪拉決定坐下來，好好想怎麼解決這個問題。

我的問題：被艾瑪、凱特、喬嘲笑		
我可以怎麼做	正面的結果	負面的結果
• 當她們叫我的名字時我就打她們，或是	• 讓我感覺比較好	• 我可能惹更多的麻煩 • 我有可能會被退學 • 她們有可能也會打我
• 告訴老師，或是	• 老師會處理，而我也不會多惹出麻煩	• 即使我告訴老師，她們還是有可能嘲笑我 • 我有可能找不到老師
• 不要理她們，或是	• 假如我不理她們，她們就不會再那麼無聊	• 我沒辦法這麼做，因為她們真的把我惹毛了
• 下課的時候遠離她們	• 她們不能夠嘲笑到我 • 我不會惹上麻煩 • 她們可能會找其他的事做	• 這可能不容易辦得到 • 她們可能會到處找我
整體而言，最好的解決問題的方法就是下課的時候遠離她們。假如她們來找我的話，我就再離開，然後距離老師近一點		

仔細思考這個問題對瑪拉很有幫助。雖然打這些女孩子會讓她感覺好一點，但她了解到這帶來的結果會是不好的。瑪拉在考量所有的點子後，她決定選擇在下課的時候離開這幾個女孩子。

提醒自己可以做什麼

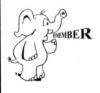

　　雖然你知道處理事情最好的方法，但有時候你又回到老方法解決問題，那如同你把新學會的方法忘了一樣。

　　假如這情形發生，你需要做的是提醒你自己使用新的方法。以下幾個例子的主角發現很多簡單的方法，幫助他們記起如何去解決問題。

麥克亂放他的鉛筆盒

　　麥克每天在學校都有找不到他的鉛筆或鉛筆盒的困擾。他想要改掉這個壞習慣，並且和老師一起想辦法來解決這個問題。他決定當老師在講課時，他可以坐在手上不讓手晃來晃去。他同意老師如果他忘記的話老師會輕輕碰他的肩膀以提醒他。麥克也決定不將他的鉛筆盒放在書桌上，而是放在書包裡。他在鉛筆盒裡面貼一張便條提醒自己「把我放在你的書包裡」以幫助他記得這件事情。

亞瑪的房間總是亂七八糟

　　亞瑪在家裡總是把她的房間弄得亂七八糟。這問題已經變成一個大麻煩，因為她的爸媽要停止給她零用錢。即使她嘗試清理她的房間，卻似乎總是做不好。她總是會忘記一些應該要做的事情。她決定要讓這情況停止，她規劃了一張「房間乾淨清單」，並將它貼在房間的牆壁上。她列出所有讓房間變乾淨需要做的事情。

→把在地板上的衣服撿起來。
→把髒衣服放在洗衣籃。
→把乾淨的衣服放在抽屜和衣櫥裡。
→整理床鋪。
→把雜誌和書籍整齊排好。
→把CD放在收納盒中。

　　亞瑪跟爸媽保證她會依照約定的時間整理房間，並且使用「房間乾淨清單」確保她不會忘記任何要做的事情。

亨利容易發脾氣

　　亨利的脾氣很容易發作且變得相當生氣，例如：大叫、罵髒話，有時候甚至出手打人。他總是與人打架，最近還被學校停了兩天課。亨利請他最要好的朋友幫忙解決這個問題，因為他需要從爭吵中「逃出來」。他需要停下來，遠離他們，而不是待在那裡一直爭執。這對

亨利不是件容易的事，所以他的朋友同意幫助他。當亨利開始變得生氣時，他的朋友會馬上告訴他「逃出來」。這樣的提醒讓亨利能夠停下來、走開，並且安靜下來。雖然這不是件容易的事，但是亨利的朋友做得很好，而亨利也開始學習到如何用好方法來解決爭吵。

練習射中標靶

練習用新的或是不同的方法來處理問題並不是件容易的事。它可能需要你花點時間，且需要你在做得正確之前不斷的練習。許多事情你越練習，越熟能生巧。

⊃ 想像你改變了結果

想想你的問題，並且想像能解決它。想像你成功的解決問題，並改變了結果，並且取代你舊有的解決方法。選擇一個適當的時間，並且在你腦中勾畫出你解決問題的情境。

→ 請你盡可能描述相關事件的場景。

→ 想像你就在那裡。

→ 想一想你要做什麼，你要說什麼。

→ 想像你使用新的方法並且成功了。

→ 當解決問題時，記得讚美自己一下。

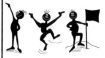

米莉到處亂跑

　　米莉在學校總是到處亂跑。有時候她在亂跑時會碰到或是推到別人。她決定她需要靜下來，而且在做任何事之前先數到5。米莉想像自己在下課後使用這新的點子，在用餐的時間之後進入餐廳。當米莉去學校時，她想像自己數數，練習這樣的方法能幫助她安靜下來。

⊃ 練習做出來

　　練習使用你新的技巧，與朋友一起做做看是否能解決問題。試著讓情境盡量真實，並且想想看有誰在那裡、你會說什麼話、他們會如何反應。試試看不同的解決方法，看看哪一個比較有效。

　　將問題情境做出來是蠻好玩的。如果你們輪流，你會發現你可以從朋友身上學到有用的小技巧喔。

計畫達到成功

　　「問題解決」技巧常用於阻止事情的發生。

→ 瑪拉想要停止被嘲笑。

→ 麥克想要老師停止一直指派他。

→ 亨利想要停止爭吵。

　　另外一個解決問題的方法是想想那些你希望讓它發

生的事情，然後計畫讓它成功。

凱雅想要在朋友家過夜

凱雅想要在朋友家過夜，但是她認爲她媽媽不會同意她這麼做。她們曾爲這件事有許多次的爭吵，凱雅知道除非這情形可以改善，否則她媽媽絕不可能讓她在朋友家過夜。凱雅知道這要花點時間，並且最主要的工作就是停止跟媽媽爭吵。而大部分爭吵的主要原因是凱雅不幫忙做家事，所以凱雅決定開始保持房間的整潔。她也決定幫忙清理餐桌上的食物，並且幫忙飯後的清洗。凱雅的舉動讓媽媽又驚又喜。她們的爭吵變少了，一星期後凱雅問媽媽她是否可以在朋友家過夜。她的媽媽同意了，說假設凱雅現在幫忙做家事的話，她可以允許凱雅有一些特別的優待。

告訴你自己，可以辦得到

另外一個有效的解決方法是去問別人，他們都怎麼做才能解決問題。

→ 問他們，請他們告訴你他們都怎麼做。
→ 觀察他們都做了些什麼。
→ 然後告訴你自己可以解決問題。

這個方法對於那些常發生的問題很有幫助。

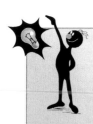

麥可不知道該怎麼跟朋友說話

　　麥可跟朋友見面時常常很緊張，因為不曉得要跟他們說些什麼。他的朋友魯賓人緣相當好，他總是知道要講些什麼，所以麥可問他可不可以幫忙。魯賓說他每天到學校就會去找他的朋友打聲招呼，並且跟他們討論昨晚在電視上看到什麼，例如運動比賽或是最近他們喜歡的電視連續劇。隔天，魯賓跟麥可一起去學校，當他們到學校時，麥可看到魯賓很大聲的說他想要怎麼做。再過一天，麥可到學校時也很大聲的說他想要怎麼做。「我要走過操場，去找麥克斯和依羅，說『哈囉』，並問他們昨晚他們喜歡的電視連續劇演了些什麼。」麥可真的做了，而且很高興地發現他可以輕易地和朋友交談。隔天，他告訴自己一定可以再辦到的，經過幾次的實際練習後，麥可發現他已經可以不用思考就和朋友打成一片了。

→不要急──學習先停下來、計畫、行動。

→試著想想用不同的方式可以解決你的問題。

→先想過每個辦法所帶來的結果。

→整體而言，選擇最好的辦法。

→詢問做得到的人，請他告訴你應該做什麼，然後觀察他們，最後告訴自己可以做到的。

→找到提醒自己使用你的計畫的方法。

13

學習解決問題

想得好，感覺棒——兒童青少年認知行為治療學習手冊

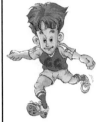

練習一：標認可能解決的方法（一）

我的問題是什麼？

寫下所有可能解決此問題的方法，讓自己盡可能找出不同的解決方法。

1. 我可以解決此問題，我的方法是：

2. 或是

3. 或是

4. 或是

5. 或是

6. 或是

7. 或是

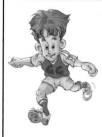

練習二：標認可能解決的方法（二）

發掘別人都如何解決這個問題是很有幫助的。想想看哪些人可以幫助你，而且問問他們有什麼建議。

我問：

他們建議我解決此問題的方法是：

想得好，感覺棒──兒童青少年認知行為治療學習手冊

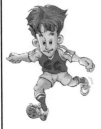

練習三：我的解決方法之結果是什麼？

寫下你的問題，條列出所有你可以想到的解決辦法。想想每個辦法，並且寫下這些辦法會帶來什麼樣的正面和負面結果。當你寫完後，看看你解決問題的清單，然後選出解決問題最後的辦法來。

我的問題是：

可能的解決方法	正面的結果	負面的結果
1		
2		
3		
4		
5		
6		
7		

整體而言，解決此問題最好的辦法是：

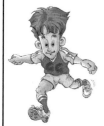

練習四：尋找解決方法

13

學習解決問題

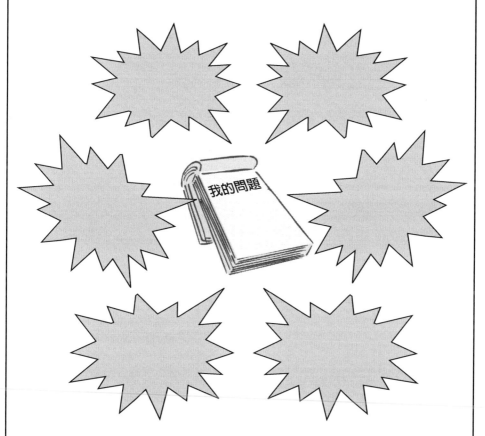

我的問題

　　寫下或畫出你的問題，並且填上你可以想到的所有解決辦法。

想得好，感覺棒—兒童青少年認知行為治療學習手冊

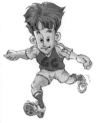

練習五：告訴你自己，可以辦得到（一）

假如你發現同樣的問題一再發生，那麼看看別人都怎麼解決，看看他們都怎麼做，然後告訴自己也可以按照他們的方式做到。

我的問題是什麼？

誰可以告訴我，他們怎麼辦到的？

他們如何處理這個問題？

我什麼時候可以看到他們怎麼做到的，如同他們所說的那樣？

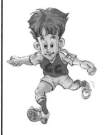

練習六：告訴你自己，可以辦得到（二）

什麼時候我要開始嘗試使用這項計畫？

我可以告訴自己什麼？

如果我辦得到的話，我給自己什麼獎賞？

如何去做？

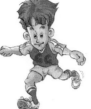

練習七：停下來、計畫、行動

使用交通的號誌幫助你計畫如何處理這個問題。

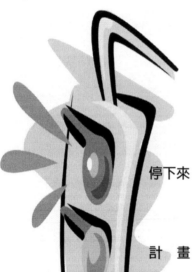

停下來：你的問題是什麼？

計　畫：你的辦法是什麼？

行　動：什麼時候你會試著去做？

想得好，感覺棒——兒童青少年認知行為治療學習手冊

參考文獻

Bandura, A. (1977) *Social learning theory*. Prentice-Hall, Englewood Cliffs, NJ.

Barrett, P.M. (1998) Evaluation of cognitive-behavioural group treatments for childhood anxiety disorders. *Journal of Clinical Child Psychology* 27, 459–68.

Barrett, P.M., Dadds, M.R. and Rapee, R.M. (1996) Family treatment of childhood anxiety: a controlled trial. *Journal of Consulting and Clinical Psychology* 64, 333–42.

Beck, A.T. (1976) *Cognitive therapy and the emotional disorders*. International Universities Press, New York.

Beck, A.T., Emery, G. and Greenberg, R.L. (1985) *Anxiety disorders and phobias: a cognitive perspective*. Basic Books, New York.

Beck, A.T., Rush, A.J., Shaw, B.F. and Emery, G. (1979) *Cognitive therapy for depression*. Guildford Press, New York.

Belsher, G. and Wilkes, T.C.R. (1994) Ten key principles of adolescent cognitive therapy. In: Wilkes, T.C.R., Belsher, G., Rush, A.J. and Frank, E. (eds), *Cognitive therapy for depressed adolescents*. Guildford Press, New York.

Bodiford, C.A., Eisenstadt, R.H., Johnson, J.H. and Bradlyn, A.S. (1988) Comparison of learned helpless cognitions and behaviour in children with high and low scores on the Children's Depression Inventory. *Journal of Clinical Child Psychology* 17, 152–8.

Burns, D.D. (1980) *Feeling good*. New American Library, New York.

Chandler, M.J. (1973) Egocentrism and antisocial behaviour: the assessment and training of social perspective-taking skills. *Developmental Psychology* 9, 326–32.

Cobham, V.E., Dadds, M.R. and Spence, S.H. (1998) The role of parental anxiety in the treatment of childhood anxiety. *Journal of Consulting and Clinical Psychology*, 66, 6, 893–905.

Cohen, J.A. and Mannarino, A.P. (1996) A treatment outcome study for sexually abused preschool children: initial findings. *Journal of the American Academy of Child and Adolescent Psychiatry* 35, 42–50.

Cohen, J.A. and Mannarino, A.P. (1998) Interventions for sexually abused children: initial treatment outcome findings. *Child Maltreatment* 3, 17–26.

Curry, J.F. and Craighead, W.E. (1990) Attributional style in clinically depressed and conduct-disordered adolescents. *Journal of Clinical and Consulting Psychology* 58, 109–16.

Dadds, M.R., Spence, S.H., Holland, D.E., Barrett, P.M. and Laurens, K.R. (1997) Prevention and early intervention for anxiety disorders: a controlled trial. *Journal of Consulting and Clinical Psychology* 65, 627–35.

Deblinger, E., McLeer, S.V. and Henry, D. (1990) Cognitive behavioural treatment for sexually abused children suffering post-traumatic stress disorder: preliminary findings. *Journal of the American Academy of Child and Adolescent Psychiatry* 29, 747–52.

Dodge, K.A. (1985) Attributional bias in aggressive children. In: Kendall, P.C. (ed.), *Advances in cognitive-behavioural research and therapy. Volume 4*. Academic Press, New York.

Doherr, E.A., Corner, J.M. and Evans, E. (1999) *Pilot study of young children's abilities to use the concepts central to cognitive behavioural therapy*. Unpublished manuscript. University of East Anglia, Norwich.

Douglas, J. (1998) Therapy for parents of difficult pre-school children. In: Graham, P. (ed.), *Cognitive behaviour therapy for children and families*. Cambridge University Press, Cambridge.

Durlak, J.A., Furnham, T. and Lampman, C. (1991) Effectiveness of cognitive-behaviour therapy for maladapting children: a meta-analysis. *Psychological Bulletin* 110, 204–14.

想得好，感覺棒—兒童青少年認知行為治療學習手冊

Durlak, J.A., Wells, A.M., Cotton, J.K. and Johnson, S. (1995) Analysis of selected methodological issues in child psychotherapy research. *Journal of Clinical Child Psychology* 24, 141–8.

Ehlers, A. and Clark, D.M. (2000) A cognitive model of post-traumatic stress disorder. *Behaviour Research and Therapy* 38, 319–45.

Ellis, A. (1962) *Reason and emotion in psychotherapy.* Lyle-Stewart, New York.

Fennel, M. (1989) Depression. In: Hawton, K., Salkovskis, P.M., Kirk, J. and Clark, D.M. (eds), *Cognitive behaviour therapy for psychiatric problems. A practical guide.* Oxford Medical Publications, Oxford.

Fielstein, E., Klein, M.S., Fischer, M., Hanon, C., Koburger, P., Schneider, M.J. and Leitenberg, H. (1985) Self-esteem and causal attributions for success and failure in children. *Cognitive Therapy and Research* 9, 381–98.

Graham, P. (1998) *Cognitive behaviour therapy for children and families.* Cambridge University Press, Cambridge.

Greenberg, D. and Padesky, C. (1995) *Mind over mood.* Guildford Press, New York.

Harrington, R., Wood, A. and Verduyn, C. (1998) Clinically depressed adolescents. In: Graham, P. (ed.), *Cognitive behaviour therapy for children and families.* Cambridge University Press, Cambridge.

Harrington, R., Whittaker, J., Shoebridge, P. and Campbell, F. (1998) Systematic review of efficacy of cognitive behaviour therapies in childhood and adolescent depressive disorder. *British Medical Journal* 316, 1559–63.

Hawton, K., Salkovskis, P.M., Kirk, J. and Clark, D.M. (1989) *Cognitive behaviour therapy for psychiatric problems: a practical guide.* Oxford Medical Publications, Oxford.

Herbert, M. (1998) Adolescent conduct disorders. In: Graham, P. (ed.), *Cognitive behaviour therapy for children and families.* Cambridge University Press, Cambridge.

Hobday, A. and Ollier, K. (1998) *Creative therapy: activities with children and adolescents.* British Psychological Society, Leicester.

Hughes, J.N. (1988) *Cognitive behaviour therapy with children in schools.* Pergamon Press, New York.

Jackson, H.J. and King, N.J. (1981) The emotive imagery treatment of a child's trauma-induced phobia. *Journal of Behaviour Therapy and Experimental Psychiatry* 12, 325–8.

Kane, M.T. and Kendall, P.C. (1989) Anxiety disorders in children: a multiple baseline evaluation of a cognitive behavioural treatment. *Behaviour Therapy* 20, 499–508.

Kaplan, C.A., Thompson, A.E. and Searson, S.M. (1995) Cognitive behaviour therapy in children and adolescents. *Archives of Disease in Childhood* 73, 472–5.

Kazdin, A.E. and Weisz, J.R. (1998) Identifying and developing empirically supported child and adolescent treatments. *Journal of Consulting and Clinical Psychology* 66, 19–36.

Kendall, P.C. (1991) Guiding theory for treating children and adolescents. In: Kendall, P.C. (ed.), *Child and adolescent therapy: cognitive-behavioural procedures.* Guildford Press, New York.

Kendall, P.C., Kane, M., Howard, B. and Siqueland, L. (1992) *Cognitive-behaviour therapy for anxious children: treatment manual.* Workbook Publishing, Ardmore, PA.

Kendall, P.C. (1993) Cognitive-behavioural therapies with youth: guiding theory, current status and emerging developments. *Journal of Consulting and Clinical Psychology* 61, 235–47.

Kendall, P.C. (1994) Treating anxiety disorders in children: results of a randomised clinical trial. *Journal of Consulting and Clinical Psychology* 62, 100–10.

Kendall, P.C. and Chansky, T.E. (1991) Considering cognition in anxiety-disordered youth. *Journal of Anxiety Disorders* 5, 167–85.

Kendall, P.C. and Hollon, S.D. (eds) (1979) *Cognitive-behavioural interventions: theory, research and procedures.* Academic Press, New York.

Kendall, P.C. and Panichelli-Mindel, S.M. (1995) Cognitive-behavioural treatments. *Journal of Abnormal Child Psychology* 23, 107–24.

Kendall, P.C., Stark, K.D. and Adam, T. (1990) Cognitive deficit or cognitive distortion in childhood depression. *Journal of Abnormal Child Psychology* **18**, 255–70.

Kendall, P.C., Flannery-Schroeder, E., Panichelli-Mindel, S.M., Sotham-Gerow, M., Henin, A. and Warman, M. (1997) Therapy with youths with anxiety disorders: a second randomized clinical trial *Journal of Consulting and Clinical Psychology* **65**, 366–80.

Kendall, P.C., Chansky, T.E., Friedaman, M., Kim, R.S., Kortlander, E., Conan, K.R., Sessa, F.M. and Siqueland, L. (1992) *Anxiety disorders in youth: cognitive behavioural interventions.* Allyn and Bacon Needham Heights, MA.

King, N.J., Molloy, G.N., Heyme, D., Murphy, G.C. and Ollendick, T. (1998) Emotive imagery treatment for childhood phobias: a credible and empiricall validated intervention? *Behavioural and Cognitive Psychotherapy* **26**, 103–13.

King, N.J., Tonge, B.J., Heyne, D., Pritchard, M., Rollings, S., Young, D., Myerson, N. and Ollendick, T.H. (1998) Cognitive behavioural treatment of school-refusing children: a controlled evaluation. *Journal of the American Academy of Child and Adolescent Psychiatry* **37**, 395–403.

Lazarus, A.A. and Abramovitz, A. (1962) The use of 'emotive imagery' in the treatment of children's phobias. *Journal of Mental Science* **108**, 191–5.

Leitenberg, H., Yost, L.W. and Carroll-Wilson, M. (1986) Negative cognitive errors in children: questionnaire development, normative data, and comparisons between children with and without self-reported symptoms of depression, low self-esteem and evaluation anxiety. *Journal of Consulting and Clinical Psychology* **54**, 528–36.

Lewinsohn, P.M. and Clarke, G.N. (1999) Psychosocial treatments for adolescent depression. *Clinical Psychology Review* **19**, 329–42.

Lochman, J.E., White, K.J. and Wayland, K.K. (1991) Cognitive-behavioural assessment and treatment with aggressive children. In: Kendall, P.C. (ed.), *Child and adolescent therapy: cognitive-behavioural procedures.* Guildford Press, New York.

March, J.S. (1995) Cognitive-behavioral psychotherapy for children and adolescents with OCD: a review and recommendations for treatment. *Journal of the American Academy of Child and Adolescent Psychiatry* **34**, 7–17.

March, J.S., Mulle, K. and Herbel, B. (1994) Behavioural psychotherapy for children and adolescents with obsessive-compulsive disorder: an open clinical trial of a new protocol-driven treatment package. *Journal of the American Academy of Child and Adolescent Psychiatry* **33**, 333–41.

March, J.S., Amaya-Jackson, L., Murray, M.C. and Schulte, A. (1998) Cognitive behavioural psychotherapy for children and adolescents with post-traumatic stress disorder after a single incident stressor. *Journal of the American Academy of Child and Adolescent Psychiatry* **37**, 585–93.

Meichenbaum, D.H. (1975) Self-instructional methods. In: Kanfer, F.H. and Goldstein, A.P. (eds), *Helping people change: a textbook of methods.* Pergamon, New York.

Miller, W.R. and Rollnick, S. (1991) *Motivational interviewing.* Plenum Press, New York.

Perry, D.G., Perry, L.C. and Rasmussen, P. (1986) Cognitive social learning mediators of aggression. *Child Development* **57**, 700–11.

Rehm, L.P. and Carter, A.S. (1990) Cognitive components of depression. In: Lewis, M. and Miller, S.M. (eds), *Handbook of developmental psychopathology.* Plenum Press, New York.

Ronen, T. (1992) Cognitive therapy with young children. *Child Psychotherapy and Human Development* **23**, 19–30.

Ronen, T. (1993) Intervention package for treating encopresis in a 6-year-old boy: a case study. *Behavioural Psychotherapy* **21**, 127–35.

Ronen, T., Rahav, G. and Wozner, Y. (1995) Self-control and enuresis. *Journal of Cognitive Psychotherapy: an International Quarterly* **9**, 249–58.

Rosenstiel, A.K. and Scott, D.S. (1977) Four considerations in using imagery techniques with children. *Journal of Behaviour Therapy and Experimental Psychiatry* **8**, 287–90.

參考文獻

想
得
好
，
感
覺
棒
｜
兒
童
青
少
年
認
知
行
為
治
療
學
習
手
冊

Roth, A. and Fonagy, P. (1996) *What works for whom: a critical review of psychotherapy research*. Guildford Press, New York.

Royal College of Psychiatry (1997) *Behavioural and cognitive treatments: guidance for good practice*. Council Report CR68. Royal College of Psychiatry, London.

Salkovskis, P. (1999) Understanding and treating obsessive-compulsive disorder. *Behaviour Research and Therapy* 37, 29–52.

Salmon, K. and Bryant, R. (2002) Posttraumatic stress disorder in children: The influence of developmental factors. *Clinical Psychology Review*, 22, 163–188.

Sanders, M.R., Shepherd, R.W., Cleghorn, G. and Woolford, H. (1994) The treatment of recurrent abdominal pain in children: a controlled comparison of cognitive-behavioural family intervention and standard pediatric care. *Journal of Consulting and Clinical Psychology* 62, 306–14.

Schmidt, N.B., Joiner, T.E., Young, J.E. and Telch, M.J. (1995) The schema questionnaire: investigation of psychometric properties and the hierarchical structure of a measure of maladaptive schemas. *Cognitive Therapy and Research* 19, 295–321.

Schmidt, U. (1998) Eating disorders and obesity. In: Graham, P. (ed.), *Cognitive behaviour therapy for children and families*. Cambridge University Press, Cambridge.

Skinner, B.F. (1974) *About behaviorism*. Cape, London.

Silverman, W.K., Kurtines, W.M., Ginsburg, G.S., Weems, C.F., Lumpkin, P.W. and Carmichael, D.H. (1999a) Treating anxiety disorders in children with group cognitive behavioural therapy: a randomized clinical trial. *Journal of Consulting and Clinical Psychology* 67, 995–1003.

Silverman, W.K., Kurtines, W.M., Ginsburg, G.S., Weems, C.F., Rabian, B. and Setafini, L.T. (1999b) Contingency management, self-control and education support in the treatment of childhood phobic disorders: a randomized clinical trial. *Journal of Consulting and Clinical Psychology* 67, 675–87.

Smith, P., Perrin, S. and Yule, W. (1999) Cognitive behaviour therapy for post-traumatic stress disorder. *Child Psychology and Psychiatry Review* 4, 177–82.

Spence, S.H. (1994) Practitioner review. Cognitive therapy with children and adolescents: from theory to practice. *Journal of Child Psychology and Psychiatry* 37, 1191–228.

Spence, S. and Donovan, C. (1998) Interpersonal problems. In: Graham, P. (ed.), *Cognitive behaviour therapy for children and families*. Cambridge University Press, Cambridge.

Spence, S., Donovan, C. and Brechman-Toussaint, M. (1999) Social skills, social outcomes and cognitive features of childhood social phobia. *Journal of Abnormal Psychology* 108, 211–21.

Spence, S., Donovan, C. and Brechman-Toussaint, M. (2000) The treatment of childhood social phobia: the effectiveness of a social skills training-based cognitive behavioural intervention with and without parental involvement. *Journal of Child Psychology and Psychiatry* 41, 713–26.

Spivack, G. and Shure, M.B. (1974) *Social adjustment of young children. A cognitive approach to solving real-life problems*. Jossey Bass, London.

Spivack, G., Platt, J.J. and Shure, M.B. (1976) *The problem-solving approach to adjustment*. Jossey Bass, San Francisco, CA.

Sunderland, M. and Engleheart, P. (1993) *Draw on your emotions*. Inslow Press Ltd, Bicester.

Turk, J. (1998) Children with learning difficulties and their parents. In: Graham, P. (ed.), *Cognitive behaviour therapy for children and families*. Cambridge University Press, Cambridge.

Toren, P., Wolmer, L., Rosental, B., Eldar, S., Koren, S., Lask, M., Weizman, R. and Laor, N. (2000) Case series: brief parent–child group therapy for childhood anxiety disorders using a manual-based cognitive-behavioural technique. *Journal of the American Academy of Child and Adolescent Psychiatry* 39, 1309–12.

Verduyn, C. (2000) Cognitive behaviour therapy in childhood depression. *Child Psychology and Psychiatry Review* 5, 176–80.

Wallace, S.A., Crown, J.M., Cox, A.D. and Berger, M. (1995) *Epidemiologically based needs assessment:*

child and adolescent mental health. Wessex Institute of Public Health, Winchester.

Weisz, J.R., Donenburg, G.R., Han, S.S. and Weiss, B. (1995) Bridging the gap between laboratory and clinic in child and adolescent psychotherapy. *Journal of Consulting and Clinical Psychology* **63**, 688–701.

Whitaker, S. (2001) Anger control for people with learning disabilities: a critical review. *Behavioural and Cognitive Psychotherapy* **29**, 277–93.

Wolpe, J. (1958) *Psychotherapy by reciprocal inhibition*. Stanford University Press, Stanford, CA.

Young, J. (1990) *Cognitive therapy for personality disorders: a schema-focused approach*. Professional Resource Press, Sarasota, FL.

Young, J. and Brown, P.F. (1996) Cognitive behaviour therapy for anxiety: practical tips for using it with children. *Clinical Psychology Forum* **91**, 19–21.

參
考
文
獻

索 引

A

B

想得好，感覺棒——兒童青少年認知行為治療學習手冊

relaxing place　放鬆天地　62, 205

想得好，感覺棒——兒童青少年認知行為治療學習手冊

R

Rating scale　評量量尺，評量表　12, 19, 38, 54, 55, 129, 190

Rational emotive therapy　理情治療　5

Relaxation training　放鬆訓練　19, 61, 62, 204

Reluctant customers　抗拒的個案　40

Reinforcement　增強　4, 10, 21, 64

Response prevention　不反應法　63, 64, 215, 227

Responsibility for change　改變的責任　41

Role play　角色扮演　20

S

Self-instructional training　自我指示訓練　5, 10, 18, 65, 240, 246, 247

Setting yourself up to fail　設定自己失敗　53, 112, 121

Small steps　縮小步驟　64, 212, 226

Social learning theory　社會學習理論　5

Socratic questions　蘇格拉底式對話　37-38

Stop, plan and go　停、計畫、行動　65, 66, 232, 248

Systematic desensitization　系統減敏感法　4, 63, 64

T

Talk yourself through it　告訴你自己，可以辦得到　5, 240, 246, 247

Target setting　設定標的行為　11, 19

Things　事情

　　I would like to do　我想做的　64, 224

　　that make me feel good　讓我感到愉快　63, 222

　　that make me feel unpleasant　讓我感到不愉快　64, 223

Thought　想法

國家圖書館出版品預行編目資料

想得好, 感覺棒：兒童青少年認知行為治療學習手冊 / Paul Stallard
著；陳坤虎, 徐儷瑜譯 -- 初版. --台北市：揚智文化, 2005[民94]
　　面； 公分. --（心理學叢書；45）

參考書目：面
含索引
譯自：Think Good, feel good: a cognitive behaviour therapy
workbook for children and young people
ISBN 957-818-697-5（平裝）

1. 兒科 2. 行為改變術 3. 心理治療

417.59　　　　　　　　　　　　　　　　　　　　93022978

想得好，感覺棒

兒童青少年認知行為治療學習手冊　　　　　心理學叢書45

著　　　者／Paul Stallard
譯　　　者／陳坤虎・徐儷瑜
出 版 者／揚智文化事業股份有限公司
發 行 人／葉忠賢
總 編 輯／林新倫
執行編輯／晏華璞
美術編輯／李一平
登 記 證／局版北市業字第1117號
地　　　址／台北市新生南路三段88號5樓之6
電　　　話／(02)2366-0309
傳　　　真／(02)2366-0310
E-mail／service@ycrc.com.tw
網　　　址／http://www.ycrc.com.tw
郵撥帳號／19735365
戶　　　名／葉忠賢
印　　　刷／鼎易印刷事業股份有限公司
法律顧問／北辰著作權事務所　蕭雄淋律師
初版一刷／2005年1月
定　　　價／新台幣350元
ISBN／957-818-697-5
原文書名／Think Good — Feel Good: A Cognitive Behaviour Therapy
　　　　　　Workbook for Children and Young People
Copyright@2002, John Wiley & Sons Ltd, The Atrium, Southern Gate,
Chichester, West Sussex PO19 8SQ, England
Orthodox Chinese Copyright@2005, Yang-Chih Book Co., Ltd.
All Rights Reserved. Authorised translation from the English language
edition published by John Wiley & Sons, Ltd.